ÉTUDE

SUR

LA STÉATOSE HÉPATIQUE

CONSIDÉRÉE

AU POINT DE VUE CHIRURGICAL

PAR

Le Dr A. GAUCHAS

Interne en médecine et en chirurgie des hôpitaux de Paris,
Médaille de bronze de l'Assistance publique,
Membre de la Société clinique.

PARIS

A. DELAHAYE et E. LECROSNIER, EDITEURS
place de l'Ecole-de-Médecine
1882

ÉTUDE

SUR

LA STÉATOSE HÉPATIQUE

CONSIDÉRÉE

AU POINT DE VUE CHIRURGICAL

PAR

Le Dr A. GAUCHAS

Interne en médecine et en chirurgie des hôpitaux de Paris,
Médaille de bronze de l'Assistance publique,
Membre de la Société clinique.

PARIS

A. DELAHAYE et E. LECROSNIER, EDITEURS

place de l'Ecole-de-Médecine

1882

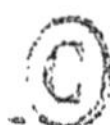

ETUDE

SUR

LA STÉATOSE HÉPATIQUE

CONSIDÉRÉE

AU POINT DE VUE CHIRURGICAL

INTRODUCTION.

L'étude de l'influence des états constitutionnels sur la marche des traumatismes et le résultat des opérations donne à la clinique chirurgicale un immense intérêt.

Ces recherches de pathologie générale appliquée à la chirurgie, que notre maître M. le professeur Verneuil poursuit depuis nombre d'années avec tant d'ardeur, offrent un vaste champ d'étude à ceux qui veulent le suivre dans cette voie.

Chaque année ses élèves apportent des faits et des documents nouveaux recueillis sous son inspiration. C'est ainsi que de nombreux et importants travaux ont été produits sur les rapports des états constitutionnels avec les maladies chirurgicales, et que, de plus, on s'est efforcé également de déterminer l'influence exercée sur les traumatismes par les lésions des grands viscères : cœur, reins, foie. C'est du côté de ce dernier organe et, particulièrement, sur une de ses altérations de beaucoup la plus fréquente : la *stéatose*, que M. Verneuil a appelé notre attention. Toutes les fois que l'occasion s'en est présentée, il a, soit au lit du malade soit dans ses leçons cliniques, insisté sur les signes qui pouvaient faire reconnaître pendant la vie cette altération viscérale et sur les graves conséquences qu'elle devait entraîner dans la marche des lésions traumatiques et les résultats opératoires. Dans plus d'un cas même, il n'a pas hésité à la regarder comme la cause première de la terminaison fatale.

Nous avons recueilli tous les faits de cet ordre qui se sont présentés à notre observation pendant notre dernière année d'internat et résolu d'étudier la stéatose du foie dans ses rapports avec les affections chirurgicales.

Avant d'entrer en matière, nous tenons à exprimer à notre cher maître M. Verneuil toute notre reconnaissance pour ses précieux conseils et l'intérêt bienveillant qu'il n'a cessé de nous témoigner pendant le cours de nos études médicales.

Nous avons pratiqué l'examen histologique du foie pour toutes nos observations afin de nous rendre compte autant que possible de la nature et du degré de l'altération graisseuse. Nos préparations ont été faites au laboratoire des hôpitaux. Que notre collègue et ami M. Siredey, chef de ce laboratoire, reçoive tous nos remerciements pour l'obligeance avec laquelle il nous a aidé de ses conseils.

Ce travail est divisé en deux parties : la première, après quelques considérations sur les causes et la fréquence de la statéose hépatique dans la clinique chirurgicale, sera surtout consacrée à la physiologie pathologique de cette altération viscérale et à l'étude de quelques symptômes sur lesquels les auteurs classiques ont peu insisté, et qui nous semblent cependant avoir une grande valeur. Dans la seconde, nous étudierons qu'elle peut être l'influence de la stéatose du foie : 1° sur la gravité des traumatismes ; 2° sur le développement et la nature des complications qui, dans certains cas, viennent entraver la marche du travail réparateur ; enfin nous chercherons à déterminer l'influence réciproque du traumatisme sur la lésion viscérale antérieure. Quelques considérations pratiques termineront cette étude.

Cette seconde partie est le point difficile de notre tâche et nous ne nous dissimulons pas ce que, sous ce rapport, notre travail laisse à désirer. La stéatose hépatique est dans l'immense majorité des cas une affection secondaire: elle est le résultat d'une altération du sang ou d'une modification de la nutrition générale. Assez souvent elle s'accompagne et se complique de lésions diffuses qui relèvent, elles aussi, de la cause qui lui a donné naissance. On comprend par là même combien il est peu facile d'apprécier la part de dommage qu'elle cause à l'organisme et de juger dans quelle mesure elle doit être rendue responsable d'avoir troublé la marche normale de la blessure ou déterminé la mort du blessé.

La stéatose du foie se rencontre le plus souvent chez les alcooliques ou chez les individus épuisés par des suppurations longues ; enfin chez des cachectiques. Chez tous ces malades le foie n'est généralement pas seul atteint ; d'importants viscères : le cœur, le rein, en particulier, of-

frent parfois des altérations secondaires plus ou moins
avancées. Il faut faire avec grand soin la part de ces lésions;
aussi avons-nous dû laisser de côté plusieurs des observations que nous avions recueillies pour ne rapporter que
celles où le foie présentait une *altération graisseuse avancée* et *considérable*, alors que les autres organes étaient
sains ou n'offraient que des lésions minimes.

Et ici encore, en raison des conditions physiologiques
toutes particulières de l'organe que nous avons en vue,
une question se pose tout d'abord : la graisse existant normalement dans le foie, où finit l'état physiologique, où
commence l'état pathologique ? Tout foie chargé de graisse
doit-il être considéré comme un foie malade?

On sait, en effet, que les matières grasses de la digestion,
absorbées par les vaisseaux chylifères et en faible proportion par les veines, se fixent dans le parenchyme hépatique, infiltrent les cellules et y séjournent un certain
temps; que, par conséquent, l'infiltration graisseuse de
ces cellules augmente au moment de la digestion ; qu'elle
s'accroît également chez les individus qui absorbent beaucoup d'aliments gras. On sait aussi que la proportion de
graisse contenue dans le foie s'accroît dans certains états
physiologiques, pendant la lactation par exemple, et qu'enfin l'état de santé (au moins apparent) est compatible avec
la présence d'une certaine quantité de graisse dans ce viscère. Mais dès que la surcharge graisseuse devient considérable ; dès que les éléments actifs de la cellule sont re-
foulés, atrophiés, détruits; lorsque surtout, sous des in-
fluences variables, celle-ci a subi la dégénérescence graisseuse, il est impossible qu'il n'y ait pas un trouble profond
apporté au fonctionement physiologique du foie. Cet important viscère est-au-dessous de sa tâche ; ses fonctions

sont entravées ; alors est créé cet état auquel on a donné avec raison le non d'*insuffisance hépatique*. Et si cette insuffisance s'accuse par des symptômes éclatants lorsqu'elle se produit rapidement (*dégénérescence graisseuse*), ses signes sont au contraire obscurs, se perdent au milieu du complexus pathologique dans les cas à marche lente (*infiltration*) et demandent à être cherchés. Mais ce trouble fonctionnel n'en contribue pas moins pour une grande part à miner l'organisme ; c'est un des éléments puissants de la cachexie.

Parfois même (et cela n'est pas rare chez les alcooliques) l'insuffisance fonctionnelle du foie est, pour ainsi dire, à l'état latent : rien ne l'accuse, la santé se maintient. Mais que dans ces conditions survienne un traumatisme, même peu grave, de redoutables complications éclateront alors et l'altération viscérale cachée se révélera nettement ; quelquefois même la lésion traumatique donnera à celle-ci un véritable coup de fouet : au lieu d'évoluer en quelques mois, elle prendra une allure rapide et le blessé succombera en peu de jours. Il nous a été donné de suivre plus d'un cas de ce genre.

D'autres fois, sans entraîner une mort aussi prompte, l'altération viscérale crée pour l'organisme un état d'anémie progressive, bien peu favorable à la réparation, et le blessé reste ainsi exposé à de graves complications ou bien il succombe lentement épuisé.

PREMIÈRE PARTIE

CHAPITRE PREMIER.

ÉTAT DES CELLULES HÉPATIQUES DANS LA STÉATOSE.

Nous n'avons pas l'intention de faire ici l'anatomie pathologique de la stéatose du foie ; nous voulons seulement montrer que la distinction entre l'infiltration graisseuse et la dégénérescence n'est pas toujours facile ; que, bien souvent, ces deux processus existent simultanément avec leurs caractères respectifs les plus tranchés et qu'enfin, au point de vue qui nous occupe, cette distinction sur laquelle insistent les histologistes n'est pas d'une extrême importance.

Disons d'abord que nous prenons le mot *stéatose* dans son acception la plus large et qu'avec Littré et Robin (1) nous entendons par ce terme la *transformation graisseuse* des cellules glandulaires du foie, que cette transformation se soit accomplie sur place aux dépens même du protoplasma de la cellule ou qu'elle résulte de l'accumulation, au sein de la cellule, de graisse apportée par le courant sanguin. Nous comprenons ainsi sous ce terme unique la dégénérescence graisseuse et l'infiltration, ces deux proces-

(1) Dictionnaire de médecine, Paris, 1878.

sus stéatogènes que nous aurons soin d'ailleurs de ne pas confondre.

En effet, les conséquences sont plus graves dans l'une de ces altérations que dans l'autre :. dans l'*infiltration,* la cellule n'est qu'entravée dans son fonctionnement, elle n'est pas détruite ; dans la *dégénérescence,* la cellule est en voie de destruction ; elle est à jamais perdue pour l'organisme ; elle a cessé de remplir son rôle physiologique. « De là résulterait, ainsi que le fait très justement remarquer M. Rendu (1) qu'au point de vue de la gravité réelle de la lésion ce n'est pas tant la quantité absolue de la graisse qui infiltre le foie, dont il faut tenir compte. Tel foie, transformé en apparence en une masse huileuse, n'entraînera que peu ou point de modifications dans la santé générale ; tel autre, à peine augmenté de volume et dont la stéatose est discutable à l'œil nu, sera en réalité complètement désorganisé et déterminera fatalement la mort à courte échéance. »

L'examen microscopique est donc le plus souvent indispensable pour avoir une notion exacte de la nature et de l'étendue de la lésion. Seul, il permet de se rendre compte des altérations parenchymateuses des cellules sécrétoires et ce sont ces altérations qui constituent la gravité de la stéatose.

Cependant, même avec l'aide du microscope, il n'est pas toujours facile de saisir la différence entre l'infiltration et la dégénérescence car ces deux modes de stéatose sont, dans certains cas, loin d'offrir les caractères tranchés que leur assignent les histologistes. Certes la persistance et l'état d'intégrité du noyau doivent être pris en sérieuse

(1) Art. **Foie. Dict. Dechambre,** t. III, 4e série, p. 159.

considération : dans la dégénérescence, celui-ci devient granuleux et disparaît de bonne heure ; dans l'infiltration il persiste, refoulé, aplati par la graisse contre la paroi cellulaire. Si, dans quelques cas on n'en trouve plus trace, le plus souvent il est possible, même quand l'infiltration est excessive, de constater sa présence, surtout en employant des réactifs qui, comme l'hématoxyline, le colorent fortement.

Certains auteurs (Wedl entre autres) ont pourtant admis que l'infiltration graisseuse, quand elle était considérable, amenait la destruction de la cellule et Lereboullet (1) croit que le noyau se détruit par les progrès du dépôt graisseux. Virchow nie formellement cette destruction et Frerichs sans être aussi affirmatif dit avoir toujours pu, dans les cas de foie adipeux simple, retrouver la paroi des cellules en traitant la pièce par l'éther ou l'huile de térébenthine (2). Quoi qu'il en soit, il existe bien des cas où l'infiltration et la dégénérescence se trouvent réunies. On comprend, en effet, que la dégénération granulo-graisseuse puisse très bien frapper un foie antérieurement atteint d'infiltration graisseuse ; cela est commun chez les alcooliques. De même dans l'empoisonnement par le phosphore, au moins dans les cas à marche lente, on rencontre communément dans un même lobule : ici des cellules atrophiées, granuleuses, là des cellules transformées en une énorme vésicule adipeuse. Dans plusieurs de nos observations nous avons trouvé cette coexistence des deux processus ; comment dès lors faire exactement la part de ce qui revient à l'un ou à l'autre ?

(1) Mémoire sur la structure intime du foie et sur la nature de l'altération connue sous le nom de foie gras. (In Comptes rendus de l'Acad. des sciences, janvier 1852.)

(2) Traité pratique des maladies du foie, p. 471.

La plupart des histologistes d'ailleurs reconnaissent que la distinction n'est pas toujours possible. « *Parfois*, dit Wagner, (1), *il est impossible de distinguer* la dégénérescense graisseuse de l'infiltration et il n'est pas rare de rencontrer l'une à côté de l'autre, par exemple dans les cartilages et les vaisseaux des vieillards ; dans presque tous les tissus, en cas d'empoisonnement aigu par le phosphore et par d'autres agents toxiques. »

Cette distinction qui théoriquement doit être maintenue puisque les deux processus diffèrent par leurs causes, leur nature et leurs conséquences, bien qu'on ne puisse pas les séparer dans beaucoup de cas, a-t-elle, au point de vue où nous nous plaçons, une aussi grande importance ? Pour nous, ce que nous devons considérer avant tout, c'est le *degré* d'altération de la cellule hépatique, quel que soit ce *mode* d'altération. Or la cellule transformée en une vésicule graisseuse où toute trace de protoplasma a disparu est une cellule morte au point de vue physiologique. « Si dans les degrés légers de l'infiltration, dit encore Wagner (2), les cellules conservent leurs propriétés vitales et fonctionnelles normales, dans les degrés élevés, où la cellule ne renferme que de la graisse sous forme d'une grosse goutte unique avec le noyau refoulé contre la membrane, ses propriétés fonctionnelles sont naturellement éteintes. »

Ainsi, que la graisse se forme sur place aux dépens du protoplasma, qu'elle vienne du dehors et s'accumule au point de faire disparaître la partie active de la cellule, le résultat est le même : *l'anéantissement de la fonction physiologique.* Cependant, tandis que dans la dégénérescence la cellule tend à se fragmenter, à se détruire, on peut

(1) Nouveaux éléments de pathologie générale, p. 310.
(2) Loc. cit., p. 301.

concevoir, ainsi que le fait remarquer M. Charcot (1), que dans l'infiltration, la graisse venant à disparaître, les cellules soient susceptibles de reprendre leur état normal. Il n'est pas encore démontré qu'elles puissent être définitivement détruites par l'infiltration graisseuse seule.

Au point de vue de la stéatose nous reconnaissons que le foie se trouve dans des conditions toutes spéciales ; l'accumulation de la graisse peut y être assez notable et pourtant ne constituer qu'une lésion temporaire susceptible de réparation. Nous savons qu'il n'en est plus de même des autres viscères, du rein en particulier, où l'infiltration des éléments cellulaires par la graisse indique une altération avancée, et est un phénomène d'une extrême gravité.

CHAPITRE II.

ÉTIOLOGIE. — FRÉQUENCE.

Pour avoir des notions précises sur la fréquence de la stéatose hépatique en chirurgie, il faudrait que dans les observations relatées l'examen microscopique eût toujours été pratiqué. Dans beaucoup de cas on ne peut à l'œil nu se rendre un compte exact du degré de l'altération et surtout de sa nature. Quoi qu'il en soit, la stéatose hépatique est une des lésions viscérales les plus communes dans la clinique chirurgicale. On la rencontre :

____

(1) Leçons sur les maladies du foie et des reins. Paris, 1877, p. 25.

A. — Dans la septicémie aiguë ou lente.

B. — Dans les affections chirurgicales de nature septi-cémique (érysipèle, lymphangite, etc.).

C. — A la suite des suppurations prolongées.

D. — Dans les affections consomptives qui aboutissent à la cachexie (scrofulose, syphilis, carcinose.)

E. — Enfin à la suite des hémorrhargies abondantes et réitérées.

Si parmi ces causes il en est qui sont admises par tous les auteurs, d'autres au contraire sont moins connues et ont moins attiré l'attention ; nous voulons parler de l'influence de la septicémie aiguë rapide et des pertes sanguines répétées sur la production de la stéatose hépatique. C'est donc sur ces deux dernières causes que nous insisterons tout particulièrement.

A. — Les exemples d'altération graisseuse du foie développée sous l'influence de la septicémie chronique abondent ; nous en trouvons plusieurs dans la thèse de M. Longuet (1) ; nous-même en avons recueilli quelques cas. Les abcès qui se vident mal, les foyers anfractueux au voisinage des cavités naturelles, les suppurations osseuses surtout, entraînent des accidents de résorption putride auxquels souvent le malade succombe épuisé après un temps variable, et toujours dans ces cas on trouve le foie plus ou moins stéatosé. En est-il de même dans la septicémie à marche rapide ? Cette dernière produit-elle toujours une stéatose aiguë du foie ? Quelle est la nature de l'altération graisseuse ? S'agit-il d'une dégénérescence ou d'une infiltration ?

(1) De l'influence des maladies du foie sur la marche des trauma=tismes. Th. Paris, 1877.

Il n'est pas facile en clinique de trouver sous ce rapport des observations absolument probantes ; comment en effet chez un blessé qui meurt de septicémie savoir si antérieurement le foie n'était pas stéatosé, surtout chez les sujets observés à l'hôpital, qui sont pour la plupart entachés d'alcoolisme ?

Voyons donc quelles ont été les lésions du foie dans la septicémie produite expérimentalement chez les animaux. — Le plus souvent cet organe est altéré : MM. Coze et Feltz ont signalé dans ces cas une tuméfaction avec dégénérescence graisseuse du foie et de la rate. Béhier et Liouville (1) ont trouvé fréquemment le foie parsemé d'îlots blanchâtres, décolorés où les cellules hépatiques sont stéatosées. Picot (2) a étudié avec beaucoup de soin ces lésions : le foie présente un grand nombre de petites taches blanchâtres entourées d'une auréole rouge ; le microscope montre qu'elles sont produites par une dégénérescence graisseuse très avancée des cellules hépatiques et une accumulation de lencocytes. Indépendamment de ces taches dues à de véritables infarctus, cet auteur a vu sur le foie de larges plaques irrégulières, disséminées, dont la couleur est analogue à celle du foie gras des phthisiques ; à ce niveau les cellules hépatiques ont subi la dégénérescence graisseuse et les capillaires sont oblitérés par une accumulation de leucocytes.

À côté de ces faits où l'altération graisseuse des cellules hépatiques est signalée, nous voyons dans un certain nombre de cas cette lésion anatomique faire défaut. Colin a trouvé plusieurs fois le foie absolument normal. Davaine n'a pas constaté de lésions viscérales même lorsque la

(1) Gazette méd. Paris, 1873.
(2) Les grands processus morbides, t. II, p. 826.

mort n'avait eu lieu qu'au bout de plusieurs jours ; il conclut que dans la septicémie à marche rapide il n'y a pas de lésions constantes.

Il convient donc, à cet égard, de distinguer avec soin les cas à marche suraiguë des cas où la vie se prolonge ; c'est dans ces derniers en effet que les altérations graisseuses des viscères, du foie en particulier, sont constantes et très prononcées ; si au contraire la mort est survenue rapidement on ne trouve que des altérations du sang ; les lésions viscérales sont nulles ou légères.

Tels sont, au point de vue des altérations du foie, les faits observés chez les animaux qui succombent aux inoculations de matières putrides ou de sang septicémique. Ils concordent avec le résultat des autopsies de septicémie aiguë chez l'homme. Parfois en effet les lésions viscérales manquent totalement. « Si l'on n'a pas observé le malade de son vivant, dit Billroth (1), on cherche souvent en vain la cause de sa mort. » Mais dans d'autres cas, dans ceux surtout où la survie a été de quelque durée, la stéatose du foie est presque constante. Sur six cas de septicémie aiguë que nous avons observés et dont la plupart sont rapportés plus loin, cinq fois cette altération a pu être constatée ; une seule fois la stéatose était à peine marquée ; c'était cependant chez un alcoolique.

Le plus souvent, en même temps qu'elles sont infiltrées de graisse, les cellules glandulaires offrent un degré plus ou moins avancé de dégénérescence granulo-graisseuse. Dans une de nos observations cependant l'infiltration était la seule lésion appréciable des cellules.

Ici, comme dans la septicémie expérimentale, il n'est

(1) Eléments de pathol. chirurg., p. 340.

pas très rare de rencontrer le foie parsemé de taches blan-
châtres. Ces taches pâles, dont la grandeur est très variable, ont été bien étudiées au point de vue histologique par M. Picot, ainsi que nous l'avons vu, et par M. le professeur Hayem (1). Elles sont dues, d'après ce dernier auteur, à une accumulation de leucocytes dans les capillaires et dans le tissu cellulaire interposé aux lobules, et à une oblitération des branches interlobulaires de la veine porte, d'où résultent des foyers anémiques. Elles seraient ainsi distinctes des taches de stéatose, qui se présentaient rarement en îlots isolés. Mais il convient de faire remarquer que les cellules hépatiques ont subi à ce niveau l'atrophie granulo-graisseuse.

Nous avons eu l'occasion de faire l'examen histologique d'un foie qui était parsemé de ces taches jaune pâle ; nous avons trouvé dans les espaces portes les amas de leucoytes signalés par M. Hayem et aussi plusieurs veines interlobulaires thrombosées ; mais il n'y avait pas de véritable obstruction des capillaires par les leucocytes qui, cependant, étaient nombreux ; enfin, les cellules hépatiques n'offraient d'autre altération qu'une infiltration graisseuse assez considérable. Nous rapportons, résumée, cette observation qui est publiée *in extenso* dans les Bulletins de la Société anatomique (novembre 1881).

OBSERVATION I (personnelle).

Tumeur fibreuse de la paroi abdominale. Extirpation. — Péritonite septique. — Mort ; infiltration graisseuse du foie.

Femme de 28 ans, domestique, entrée le 8 novembre 1881 dans le service de M. Verneuil, salle Lisfranc, n° 1. Habituellement bien

____

(1) Expér. sur la formation des abcès métastatiques, in Comptes rendus Soc. de biologie, 1870, p. 84.

Gauchas.   2

portante ; elle est accouchée d'un premier enfant il y a trois ans ; un an après, elle s'est aperçue de la présence d'une petite tumeur dure qui occupait la paroi abdominale antérieure entre l'ombilic et le pubis.

Elle devint de nouveau enceinte à la fin de l'année dernière et accoucha au milieu du mois de juin. Pendant la grossesse, la tumeur subit un accroissement considérable et ne diminua pas après les couches. Actuellement, la tumeur a presque le volume des deux poings, elle est très dure ; bien que mobile, on sent qu'elle adhère aux plans sous-jacents par sa face profonde.

L'état général étant excellent, M. Verneuil qui, au mois de juillet, avait ajourné l'opération, pratiqua le 14 novembre l'ablation de la tumeur. La face profonde adhérait à la ligne blanche qu'il fallut réséquer dans l'étendue d'environ 3 centimètres carrés ; le tissu cellulaire sous-péritonéal fut ainsi mis à nu. Les bords de la plaie faite aux parties fibreuses furent rapprochés autant que possible à l'aide de fils de catgut. Suture superficielle de la peau ; drain ; pansement de Lister.

La tumeur présentait bien tous les caractères d'un fibrome ainsi qu'on l'avait diagnostiqué.

Dans la nuit qui suivit l'opération, la malade vomit ses boissons. A la visite du matin, le ventre est un peu ballonné et sensible, les traits légèrement altérés, le pouls fréquent. Un épanchement de sang assez abondant s'est formé au niveau de la plaie. M. Verneuil enlève deux points de suture. De plus du sang s'est écoulé par les drains et a imbibé les pièces du pansement. T. 38°.

Le 16. Le ventre est plus tendu ; pas de selles ; la veille, vomissements muqueux ; l'écoulement sanguin a continué ; il n'y a pas trace de suppuration.

Le 17. Le ventre est moins douloureux, mais le météorisme a beaucoup augmenté. On n'a pas remarqué de frissons. Les traits sont grippés ; la malade a beaucoup maigri. Le pouls est à 120 ; la température, 38,7 ; légère dyspnée. Dans la journée, vomissements porracés incessants, facies très altéré, abaissement de la température (37,2).

Le 18. Mort à 6 heures du matin.

Les urines, examinées à plusieurs reprises, n'ont rien présenté d'anormal.

Autopsie. — Au niveau de la paroi abdominale antérieure le tissu cellulaire sous-péritonéal, très surchargé de graisse, est, dans une large étendue, fortement infiltré de sang.

Dans la cavité abdominale, on ne trouve au niveau du cul-de-sac recto-utérin qu'une petite quantité de sérosité louche, sanguinolente. Le péritoine pariétal qui tapisse la paroi antérieure de l'abdomen est fortement injecté et d'une coloration violacée ; à sa surface il n'y a pas trace d'exsudation. Le péritoine viscéral offre au niveau des anses de l'intestin grêle de minces fausses mems branes en forme de traînées blanchâtres. Il n'y a nulle part d'adhérences ; pas de pus.

Utérus un peu volumineux.

Partout les tissus sont infiltrés de graisse ; l'épiploon, le mésentère en contiennent une quantité énorme.

Le cœur en est également chargé. Cet organe ne présente pad'autre lésion. Les poumons, les plèvres n'offrent aucune altération ; il en est de même des reins et de la rate.

Mais le *foie* présente des particularités remarquables : il est volumineux et pèse 1,700 grammes. L'hypertrophie porte tout entière sur le lobe droit ; aussi ce lobe, considérablement augmenté dans son diamètre antéro-postérieur, a une forme globuleuse ; le lobe gauche est réduit à une mince et courte lamelle. Tout l'organe est parsemé de taches d'un jaune clair, dont plusieurs ont la grandeur d'une pièce de 5 francs en argent ; les taches qui occupent la profondeur de l'organe sont plus serrées, plus petites, séparées par des espaces où le tissu a conservé à peu près sa couleur normale, ce qui donne au foie un aspect marbré.

Examen histologique. — Des morceaux du parenchyme hépatique ont été mis dans l'alcool et les coupes ont été traitées les unes par l'acide osmique, les autres par le picro-carmin.

Les préparations à l'acide osmique montrent clairement que les cellules sont chargées de gouttelettes graisseuses. Ces gouttelettes ne sont nulle part réunies de manière à transformer les cellules hépatiques en cellules adipeuses, mais leur volume est assez considérable ; elles prédominent en nombre et en volume dans les cellules de la périphérie, mais infiltrent toute l'étendue du lobule. La distribution de la graisse est assez régulière dans les divers lobules.

Cette infiltration graisseuse paraît être la seule lésion des cel-

lules sécrétoires hépatiques qui, sur les coupes traitées par le picro-carmin, sont normalement et régulièrement colorées.

On observe une congestion assez intense des vaisseaux capillaires : ceux-ci sont distendus par des globules rouges et blancs en
proportion relative à peu près normale dans quelques lobules ; dans
d'autres avec une augmentation considérable des globules blancs.

En outre, on observe un gonflement des cellules allongées inter-
posées aux cellules glandulaires du foie. Ces cellules (que l'on regarde comme les cellules endothéliales des capillaires sanguins)
ont un aspect vitreux sur plusieurs points.

Dans les zones où les capillaires renferment une surcharge de
globules blancs, les espaces interlobulaires sont eux-mêmes infiltrés de leucocytes, disposés ici en groupes, là en longues traînées.

La plupart des veines interlobulaires renferment des thromboses.

En résumé : infiltration graisseuse diffuse, généralisée,
des lobules hépatiques ; congestion intense avec prédomi-
nance des globules blancs dans certains lobules ; amas de
globules blancs dans les espaces portes ; tuméfaction des
cellules endothéliales des capillaires sanguins ; enfin,
thromboses des veines interlobulaires, telles sont les lésions multiples que nous observons ici ; elles se retrouvent
dans la plupart des maladies septiques (variole, fièvre
typhoïde, etc.). Elles n'offrent de particulier dans ce cas
que l'absence d'altérations parenchymateuses des cellules
glandulaires, ce qui peut tenir à la rapidité avec laquelle
la mort est survenue. Mais faut-il rapporter l'infiltration
graisseuse aux accidents de septicémie qu'a présentés
notre malade ? Cette infiltration était-elle, au contraire,
antérieure et le résultat d'habitudes alcooliques ? La malade n'a pas avoué d'excès : elle n'a jamais offert aucun
trouble digestif ; la chloroformisation a été facile ; pendant
les quelques jours qu'a duré la maladie, il n'y a eu ni dé-

lire, ni agitation. Les tissus, il est vrai, étaient très sur-
chargés de graisse, ce qui, rapproché de la profession de la
malade, plaiderait en faveur de l'alcoolisme. Mais, d'une
part, le foie n'avait pas cette forme cubique qui, pour
M. Lancereaux, a une grande valeur ; d'autre part, les granulations graisseuses étaient trop multiples et trop diffuses dans le lobule pour être le résultat d'un processus lent.
Nous pensons donc qu'il est légitime de voir dans cette altération le résultat de la septicémie à laquelle a succombé
la malade.

De cette observation nous rapprochons la suivante, où
les lésions histologiques du foie sont à peu près semblables.

OBSERVATION II (personnelle).

**Enchondro-sarcome du creux axillaire ; ablation. — Septicémie aiguë.
Mort. — Stéatose du foie.**

Olliver (Paul), âgé de 30 ans, tailleur de pierres, entre dans
le service de M. Verneuil le 13 décembre 1881, salle Michon,
n° 46. C'est un homme vigoureux, bien constitué, d'une excellente
santé. Il est sobre, n'a jamais fait d'excés alcooliques ; ces renseignements, sur lesquels nous insistons à dessein, nous ont été con-
firmés par sa femme.

Il porte dans la région axillaire, du côté droit, une énorme tumeur dont les premiers symptômes remontent a huit mois. Il a
éprouvé d'abord à la partie supérieure du bras une sensation d'engourdissement de plus en plus marquée, bientôt accompagnée de
fourmillements dans les doigts. Ce n'est pourtant que depuis quatre
mois qu'il a remarqué la tumeur en question. Celle-ci occupe la région de la clavicule qu'elle déborde en haut et descend en bas jusqu'au bord inférieur du grand pectoral qu'elle soulève. Elle est arrondie, lisse, ferme, absolument immobile. La clavicule n'est pas
soulevée.

M. Verneuil diagnostique une tumeur fibro-plastique ayant pris naissance dans les tissus fibreux voisins ; quant à son point d'implantation, il hésite entre la clavicule ou l'une des deux premières côtes.

Les vaisseaux axillaires passent au-devant de la tumeur. Il n'y a pas de compression de l'artère ; les pouls radiaux n'offrent pas de différence appréciable. Comme troubles fonctionnels il n'existe qu'un affaiblissement musculaire très marqué avec engourdissement pénible de la main et du bras.

Les progrès rapides de la tumeur décident M. Verneuil à une intervention chirurgicale. Le malade est endormi, le 21 décembre, avec la plus grande facilité et l'extirpation de la tumeur est pratiquée. L'opération fut laborieuse et nécessita de grands délabrements : section du grand et du petit pectoral, section de la clavicule, dénudation de tout le faisceau vasculo-nerveux de la région ; résection de la veine axillaire dans une grande étendue. La tumeur est implanté sur la seconde côte. M. Verneuil eut quelque peine à atteindre et à détruire le pédicule. Pansement à la gaze phéniquée ; pulvérisations de vapeur phéniquée plusieurs fois par jour.

Le soir, l'état général est assez bon ; le malade avait à peine perdu de sang.

Le 22. Insomnie ; un peu d'agitation ; soif vive, langue sèche. T. 38,4 ; le soir, 39,5.

Le 23. Etat général mauvais; facies altéré, dyspnée. La plaie est blafarde. Dans la soirée, point de côté à droite sous le mamelon. Vésicatoire. Toniques et stimulants. Temp. 37,6 ; le soir, 36,8.

Le 24. Matité à la base du poumon droit et absence de murmure vésiculaire ; broncho-égophonie. De plus, érythème bronzé étendu à tout le côté droit et partant de la partie inférieure de la plaie, qui est sèche et grisâtre. Il n'y a pas eu d'hémorrhagie secondaire.

L'état général est très grave : la peau sèche, brûlante ; les yeux jaunâtres, excavés. Le pouls est très rapide et dépressible. Il y a une dyspnée considérable que le peu d'épanchement constaté du côté droit ne suffit pas à expliquer. Les extrémités sont froides, la température, basse le matin (37,4), s'éleva le soir à 39,2. Pas de frissons ; pas de vomissements ni de diarrhée. Le malade, depuis l'opération, est tourmenté par une soif excessive.

Les urines sont rares, sédimenteuses, elles ne renferment ni sucre, ni albumine.

Le malade succombe le 25 dans le collapsus.

Autopsie (vingt-quatre heures après la mort). — On trouve dans le thorax une double pleurésie récente, avec épanchement moyen du côté droit. Les poumons sont un peu œdématiés, très congestionnés à leur base.

Le cœur est absolument sain ; le ventricule droit est rempli par un énorme caillot presque entièrement fibrineux et qui se prolonge dans l'artère pulmonaire.

Le *foie* a son volume normal ; il est un peu pâle et offre sur quelques points de sa surface des taches jaune clair. Il est légèrement *gras*. Son tissu est mou et garde l'empreinte du doigt ; il est aussi très friable.

Les reins sont seulement pâles ; la décoloration porte surtout sur la substance corticale. Leur volume est normal.

Rate un peu molle, non hypertrophiée.

Nulle part, on ne voit d'abcès métastatique.

Examen histologique du foie. — Ce qui domine, c'est un état graisseux très prononcé de tous les lobules. La graisse n'est pas ici disposée en grosses gouttelettes déformant la cellule comme on le voit dans les cas d'infiltration lente, mais en petites granulations ou en gouttelettes au nombre de huit à dix en moyenne dans chaque cellule. Le noyau n'est pas refoulé ; la cellule a conservé sa forme. Cette altération graisseuse qui, on le voit, se rapproche plus par tous ses caractères de la dégénérescence que de l'infiltration, porte sur tous les lobules d'une façon égale et toutes les cellules glandulaires sont envahies, aussi bien au centre du lobule qu'à sa périphérie. De plus, celles-ci sont troubles, légèrement granuleuses ; le noyau, mal coloré, se distingue encore sur beaucoup de points, mais sur quelques-uns on ne le retrouve plus. Cet état des cellules est semblable à celui qu'on observe dans la première période des fièvres graves.

En outre, dans la plupart des lobules, on constate une congestion intense ; les espaces intercellulaires sont remplis de globules sanguins ; les travées hépatiques ont perdu là leur disposition régulière. Nous devons aussi noter çà et là une tuméfaction des cellules endothéliales qui occupent les espaces intercellulaires. Le tissu conjonctif offre un certain degré de prolifération ; les espaces portes sont agrandis ; cette hyperplasie conjonctive est surtout marquée autour des canalicules biliaires. Autour d'eux existe une abondante infiltration de leucocytes ; on en voit aussi sur plusieurs points des traînées autour des vaisseaux portes.

Ainsi, en résumé : tuméfaction trouble des cellules hépatiques en voie de dégénérescence graisseuse ; congestion intense des lobules ; infiltration de leucocytes dans les espaces portes.

La dissémination de la graisse dans toute l'étendue des lobules, l'aspect sous lequel elle se présente, tout plaide ici en faveur d'un processus aigu. Il ne peut en être de même des lésions de sclérose qui, il est vrai pourtant, étaient légères. Elles existaient également dans le rein, ainsi que nous nous en sommes assuré au microscope : la prolifération conjonctive, à peine marquée autour des tubes urinifères, portait surtout sur les vaisseaux ; le tissu conjonctif fibrillaire renfermait très peu de cellules embryonnaires. Quant aux lésions épithéliales, elles étaient légères ; il n'y avait pas de cylindres hyalins. Pas de lésion des glomérules autre qu'un léger épaississement de la capsule.

Quelle que soit l'interprétation que l'on puisse donner de ces lésions conjonctives chez un homme jeune encore et n'offrant aucun signe d'alcoolisme, un fait demeure acquis, c'est l'*altération graisseuse généralisée* des cellules hépatiques à la suite d'une septicémie de très courte durée.

Nous avons recueilli les observations de trois malades atteintes de polype utérin et entrées presque en même temps dans le service. Elles ont succombé assez rapidement, l'une à la suite d'une péritonite aiguë généralisée ;

les deux autres sont mortes de septicémie ; nous avons fait l'examen histologique du foie dans ces trois cas.

La première malade était âgée de 43 ans, habituellement bien portante ; elle avait été prise, huit jours avant son entrée à l'hôpital, d'une hémorrhagie utérine qui n'avait pas cessé depuis et avait été assez abondante pour la mettre en danger de mort. Elle offrait un degré extrême d'anémie. On reconnut un énorme polype utérin descendu dans le vagin.

M. Reclus, qui suppléait alors M. Verneuil, en pratiqua l'ablation par voie de torsion. Tout alla bien pendant les deux jours qui suivirent l'opération ; mais, le troisième jour, la malade fut prise au matin d'un long frisson ; la température s'éleva à 40° ; second frisson le surlendemain, puis bientôt éclatèrent tous les symptômes d'une péritonite généralisée. La malade succomba sept jours après l'intervention chirurgicale. L'autopsie fit voir que le point de départ de cette péritonite était une lymphangite utérine. Les lymphatiques, au niveau du col, étaient remplis de pus, on pouvait les suivre, ainsi injectés par le pus, dans l'épaisseur des ligaments larges. Le *foie* était très mou, un peu pâle et plutôt diminué de volume ; il pesait 1,200 grammes.

L'examen histologique du foie nous montra qu'il était atteint d'une *dégénérescence graisseuse complète* ; toute disposition lobulaire avait disparu ; les cellules de la périphérie des lobules étaient globuleuses, infiltrées de grosses gouttelettes graisseuses ; celles du centre étaient petites, atrophiées, granuleuses, ce qui peut être attribué à une altération cadavérique, car sur aucun point les cellules ne s'étaient bien colorées par le picro-carmin. Il y avait en même temps une sclérose avec dilatation considérable de la veine centrale sur presque tous les lobules et légère hyperplasie conjonctive dans les espaces portes.

Dans le second cas, il s'agit d'une femme de 39 ans, robuste, atteinte d'un fibrome utérin et ayant eu, depuis quatre ans, des hémorrhagies.

Elle entra à l'hôpital pour se faire débarrasser de sa tumeur qui descendait dans le vagin. Elle offrait déjà quelques symptômes de septicémie : elle avait eu quelques frissons et des vomissements. On pratiqua l'opération par morcellement et on enleva une énorme masse déjà en partie mortifiée et très fétide. Malgré le soin avec lequel on désinfecta le vagin et la cavité utérine, la malade fut prise de frissons, de vomissements accompagnés d'une fièvre vive et elle succomba au bout de neuf jours. L'altération cadavérique était trop avancée malheureusement pour que l'on pût se rendre un compte exact des lésions.

Le *foie* était volumineux, jaune brun, très mou et très friable. Toutes les cellules hépatiques étaient très altérées et remplies de fines granulations graisseuses ainsi qu'on pouvait bien le voir sur des coupes traitées par l'acide osmique.

Nous rapportons en entier le troisième cas ; ici la stéatose hépatique a dû s'établir lentement à la suite de pertes sanguines répétées ; plusieurs symptômes l'ont révélée pendant la vie ; enfin, la lésion hépatique nous semble avoir joué un rôle important dans l'évolution fatale.

Observation III (personnelle).

Polype utérin. Hémorrhagies abondantes.—Œdème des membres inférieurs.—Symptômes de septicémie.—Opération. — Mort. Infiltration
et dégénérescence graisseuses du foie.

P... (Emilie), 39 ans, plumassière, entre à la Pitié le 2 août 1881,
salle Lisfranc, n° 4. Bonne santé habituelle; pas d'excès alcooliques; pas d'autre maladie antérieure qu'une fluxion de poitrine à
l'âge de 17 ans. Elle a eu quatre enfants, et une fausse couche il y
a cinq ans.

Elle vient pour se faire opérer d'un polype utérin dont le premier symptôme a été, quatre ans auparavant, une perte sanguine
énorme dans l'intervalle des règles.

Depuis lors, celles-ci sont devenues irrégulières et très abondantes. Les pertes ont un peu diminué depuis un an; le polype, il
y a environ quatre mois, a commencé à descendre dans le vagin.
Les douleurs n'ont jamais été très vives; la malade a continué son
travail jusque dans ces derniers temps.

Malgré un degré d'anémie très prononcé, l'état général est assez
bon; la malade s'alimente et digère bien. Depuis plusieurs jours
déjà la leucorrhée habituelle était devenue fétide; en même temps
la malade avait de la diarhée et des vomissements. La veille de son
entrée, elle éprouva un frisson qui dura une heure. C'étaient les
premiers symptômes de la septicémie à laquelle elle devait succomber.

Le teint est mat, légèrement jaunâtre, terreux; elle dit avoir
cette coloration depuis les premières pertes.

Ce facies et l'existence de la leucorrhée fétide pouvaient tout
d'abord faire penser à un épithélioma. Les muqueuses sont décolorées; il y a un souffle anémique dans les vaisseaux du cou. La
peau est fine, *cireuse*. Le pouls faible, un peu fréquent; pas de fièvre. On note un léger *œdème* des jambes, qui existe depuis quelques jours et ne disparaît que par le repos au lit.

Le toucher révèle une volumineuse tumeur, dure, arrondie, pé-
diculée, descendue dans le vagin. Des lavages phéniqués sont pra-

tiqués trois fois par jour, et le 6 août la tumeur est sectionnée à l'aide de l'écraseur.

Dans la journée, quelques vomissements (chloroforme?); la température le soir est à 36°,4.

Le 7. La diarrhée persiste, très abondante ; il s'écoule par la vulve un liquide fétide. Les urines sont peu abondantes, foncées ; traitées par l'acide azotique, elles offrent des traces de *pigment biliaire.*

Le 8. Peau chaude ; pouls fréquent (112). T. 38°. Muguet. Diarrhée moins abondante. Mêmes caractères de l'urine. Pas d'ictère. Le foie n'est pas augmenté de volume, ni douloureux. Pas de ballonnement du ventre ; rien dans la poitrine. Le soir, T. 39°,1.

Le 9. Facies très altéré, la malade a le teint jaunâtre de l'infection purulente. La langue est sèche et fuligineuse. Le pouls dur, fréquent (126).

Il n'y a pas de frissons, pas de vomissements. Le ventre n'est pas sensible.

Le 10. Même état; urines rares (250 gr. dans les 24 heures), foncées, contenant encore du pigment biliaire.

Le 11. Température toujours élevée (38°,2). Le muguet persiste malgré un traitement actif. La région hépatique est douloureuse; respiration faible.

Le 12. Adynamie croissante; dyspnée extrême (56 resp.); signes de congestion pulmonaire. L'œdème des membres inférieurs s'est étendu aux parois de l'abdomen. C'est un œdème un peu dur ; il faut une certaine pression du doigt pour que les téguments conservent une empreinte.

La malade succombe dans la soirée.

Les urines recueillies et examinées chaque jour ont diminué d'une façon progressive; la diarrhée d'ailleurs a été continue. L'urée a varié entre 10 et 11 grammes par 24 heures. Il y avait un excès notable d'urates et d'acide urique et du pigment biliaire. Pas d'albumine.

Autopsie. — Dans le thorax, quelques adhérences pleurales et des deux côtés léger épanchement séro-sanguinolent. A droite, traces de pleurésie récente. Dans les poumons, sous la plèvre, un certain nombre de granulations grises localisées surtout aux som-

mets; dans l'épaisseur du parenchyme quelques rares noyaux crétacés.

Cœur mou, pâle, surchargé de graisse. Pas de lésions valvu-
laires.

Foie volumineux, pesant 1,800 grammes. Ses bords sont épais,
arrondis. A la surface, dilatations veineuses. Le tissu est pâle,
mou, offrant *un état graisseux très avancé;* la coupe est sèche et
graisse le couteau. Chaque îlot présente un point brun entouré
d'une zone jaunâtre; c'est presque un type de foie muscade.

La vésicule biliaire renferme une certaine quantité de bile ver-
dâtre.

Rate normale.

Pas de traces de péritonite.

Pas de lésions de la muqueuse intestinale.

Reins légèrement atrophiés; leur surface est mamelonnée; la
substance corticale est très amincie.

Le col utérin, largement ouvert, présente quelques éraillures au
niveau du cul-de-sac postérieur. Sur la paroi postérieure de l'utérus on voit la surface d'implantation du polype. Une coupe antéro-
postérieure et verticale de l'organe, montre à l'union du col et du
corps les vaisseaux très dilatés, oblitérés par des moules fibrineux.

Examen histologique du foie. — *Infiltration graisseuse diffuse*
étendue à tous les lobules qui ont perdu leur disposition normale
de telle sorte que tout d'abord il est difficile de s'orienter sur la
coupe. Cette infiltration est plus marquée sur les cellules de la périphérie du lobule; celles-ci sont vésiculeuses et distendues par de
grosses gouttelettes de graisse.

Le noyau est encore distinct sur la plupart; il est refoulé contre
la paroi de la cellule.

A la partie moyenne et au centre du lobule on observe, au contraire, les lésions de la *dégénérescence granulo-graisseuse;* là, les
cellules sont troubles, très granuleuses, remplies de fines gouttelettes de graisse, et sur beaucoup il n'existe plus trace du
noyau.

Tous les lobules sont le siège d'une congestion intense ; les capillaires sont remplis de globules sanguins et déformés; les cellules
du centre sont dissociées.

Dans les espaces portes, infiltration de cellules embryonnaires et prolifération conjonctive autour des vaisseaux. De plus, on observe une véritable sclérose intercellulaire : de minces bandes de tissu conjonctif s'étendent depuis la veine centrale dont la paroi est très épaissie jusqu'à la périphérie du lobule.

Le rein est également le siège d'une sclérose encore beaucoup plus avancée ; les glomérules sontatrophiés sur beaucoup de points par la néoplasie conjonctive. Il n'y a pas de lésion marquée des épithéliums des tubes urinifères.

Il est impossible de n'être pas frappé de ces trois faits de mort rapide chez des femmes assez fortes, de bonne santé habituelle et bien constituées. Toutes les trois succombent peu de temps après une opération très bénigne, alors que l'on a pris toutes les précautions de la méthode antiseptique et que des lavages incessants ont été pratiqués. Chez les deux premières malades, c'est à l'anémie profonde, résultat de pertes abondantes, que nous croyons pouvoir rapporter cette fâcheuse terminaison ; mais à cette cause de diminution de résistance de l'organisme s'ajoute, chez la dernière, un état pathologique de deux grands viscères : le foie et le rein.

Le foie, par suite de ces pertes sanguines qui se répétaient chaque mois, s'est lentement stéatosé ; l'altération du sang, du fait de la septicémie, est venue achever la destruction du parenchyme hépatique : histologiquement, en effet, ce foie ressemble à un foie d'ictère grave. Nous croyons qu'ici l'insuffisance hépatique a été pour beaucoup dans la terminaison fatale.

Voici donc des exemples multiples de stéatose du foie à la suite de septicémie à marche rapide ; dans les cas où l'évolution est plus lente, les lésions sont encore plus accentuées. Ainsi nous trouvons dans les bulletins de la Société anatomique deux très remarquables observations de

M. Pozzi, où la dégénérescence graisseuse du foie et du rein est bien évidemment le résultat de la septicémie.

Dans la première (1), il s'agit d'un homme de 60 ans qui, entré dans le service de M. Gosselin pour une plaie contuse, eut un érysipèle de la face. Peu de temps après se développait un phlegmon sous-péritonéal qui guérit après ouverture. Cependant, le malade maigrissait et avait une diarrhée persistante. Un second phlegmon survenait au niveau de l'épaule, sans aucune réaction locale ; une abondante suppuration épuisait le malade ; des œdèmes, de l'ascite apparaissaient, sans trace d'albumine dans l'urine, et enfin il succombait trois mois à peine après son entrée à l'hôpital.

M. Cornil, qui fit l'examen microscopique du foie et du rein, compara l'état de dégénérescence graisseuse de ces viscères à celui qu'on observe après l'empoisonnement par le phosphore.

Dans la seconde (2), un charretier, homme vigoureux et nullement alcoolique, est amené dans le service de M. Verneuil avec une fracture communicative de la jambe compliquée de plaie. Après une fièvre traumatique intense et une suppuration de longue durée, le blessé a deux érysipèles coup sur coup dont il se relève, bien que très affaibli ; un troisième érysipèle, très étendu, l'enlève au milieu de symptômes typhoïdes. Le foie, petit, flasque, friable, est atteint d'altération graisseuse ; les reins sont également stéatosés.

M. Pozzi fait suivre cette observation des réflexions suivantes : « En l'absence de toute autre cause appréciable, il paraît difficile de ne pas attribuer ces altérations du

(1) In Bulletin Soc. anat., 1873, p. 127.
(2) In Bulletin Soc. anat., 1874, p. 775.

foie et du rein à l'influence stéatogène de la septicémie. Il s'agirait d'un processus rapide, bien différent de la dégénérescence qui survient lentement dans les suppurations abondantes et prolongées. » Il est à regretter qu'à ces deux observations une note histologique détaillée n'ait pas été ajoutée; il eût été important de savoir si le malade qui fait le sujet de la première observation n'etait pas alcoolique. Cette question de l'état antérieur du foie ne doit jamais être perdue de vue quand on veut démontrer en clinique le pouvoir stéatogène de la septicémie.

Les faits observés chez les enfants ont donc une bien plus grande valeur, puisque l'on peut chez eux éliminer à priori l'alcoolisme, cette cause fréquente de l'altération graisseuse du foie. Dans sa thèse inaugurale (1), M. Benoît rapporte une observation de dégénérescence graisseuse aiguë du foie et des reins développée dan le cours d'une ostéopériostite aiguë. Nou la résumons brièvement.

OBSERVATION IV.

Enfant de 11 ans, entré le 23 juillet 1872, à l'hôpital des Enfants-Malades, salle Saint-Côme, service de M. Giraldès. Bonne santé habituelle. Chute sur le genou datant de six semaines; douleurs dans la jambe droite; tuméfaction; formation d'un abcès qui est ouvert. Erysipèle consécutif limité au membre malade.

Ason entrée à l'hôpital, on trouve tous les signes d'une ostéo-périostite du tiers supérieur du tibia avec gonflement du genou et douleur intense dans les mouvements. Large plaie résultant de l'ouverture du foyer; décollement étendu du tibia.

Etat général assez grave pâleur des téguments; délire la nuit; diarrhée; fièvre intense. Suppuration abondante. Pas d'albumine dans les urines.

(1) Des complications viscérales dans l'ostéite suppurante aiguë des adolescents et de leur origine septicémique. Paris, 1876.

Neuf jours après son entrée, l'enfant est pris de frissons; la langue devient sèche; l'œdème s'étend à tout le membre inférieur. On pratique l'amputation de la cuisse au tiers moyen.

Les jours suivants le petit malade s'affaiblit, le facies est grippé; la plaie ne suppure pas; la diarrhée continue, et six jours après l'opération il succombe sans avoir présenté de nouveaux frissons.

A l'autopsie, on trouva, outre une endocardite, une *dégénéres-cence graisseuse du foie* et des reins. Il n'y avait pas d'abcès métastatiques.

Après de si nombreux exemples, il nous paraît démontré que *la septicémie aiguë même de très courte durée, peut produire une altération graisseuse rapide des cellules hépatiques et que, dans ces cas, le mode de stéatose qui prédomine est la dégénérescence.* « Le poison septique, nous dit M. Verneuil dans une de ses cliniques, est à mon sens, après le phosphore, le poison qui amène le plus vite la dégénérescence graisseuse du foie. J'ai vu, à la suite d'abcès sous-périostiques, dans cette affection dénommée par Chassaignac le typhus des membres, affection qui élève rapidement la température à 40° et tue souvent en quelques jours, le rein et le foie en pleine dégénérescence graisseuse. »

La même altération doit exister dans l'infection purulente. Cette maladie devient, heureusement, de plus en plus rare, aussi n'avons-nous eu l'occasion d'en observer qu'un seul cas : la seule lésion des cellules hépatiques consistait dans la présence, au milieu du protoplasma, de granulations graisseuses ; cette altération, peu avancée, était disséminée sur différents points du lobule. Ces faits ont, du reste, peu attiré l'attention des observateurs. Dans un relevé que M. Verneuil a fait faire de cent observations d'infection purulente, prises au hasard (en mettant, bien entendu, de côté les cas où il existait des abcès métastatiques dans le foie), il a trouvé vingt-trois fois seulement la stéatose mentionnée. (Voir Bull. Soc. anat. 1869, p. 22.)

Dans la septicémie chirurgicale il en serait donc de même que dans la plupart des affections médicales de nature infectieuse où il est commun de rencontrer l'altération graisseuse des cellules hépatiques. On sait, en effet, que cette altération a été signalée dans la fièvre typhoïde (Chédevergue, th., Paris, 1864, Damaschino, Bullet. Soc. anat., 1864) ; dans les varioles graves (Desnos et Brouardel); dans la scarlatine, l'érysipèle spontané (Raynaud, Frerichs) ; la fièvre puerpérale (Tarnier). Il faut remarquer toutefois que le plus souvent la stéatose du foie ne se montre qu'à une période un peu avancée de la maladie. On peut encore, avec M. Cazalis (1), rapprocher cette stéatose aiguë d'origine septicémique de celle qui accompagne certaines intoxications, l'intoxication phosphorée par exemple.

B. — Parmi les affections chirurgicales septicémiques susceptibles de produire la stéatose il faut mettre au premier rang l'érysipèle. L'observation de M. Pozzi, que nous avons citée, en est un exemple frappant. A propos de la communication qui en fut faite à la Société anatomique, M. Verneuil émit les réflexions suivantes : « Quand on fait l'autopsie de sujets ayant présenté plusieurs érysipèles, on trouve généralement une dégénérescence graisseuse souvent très prononcée du foie et des reins et, pour ma part, je n'hésite pas à voir une relation entre l'érysipèle et ces lésions viscérales. Je n'ai pas encore rencontré d'érysi-

(1) De la dégénérescence amyloïde et de la stéatose du foie et des reins dans les longues suppurations et la septicémie chirurgicale. Th. Paris, 1875.

pèle de longue durée, dans lequel ces lésions n'aient existé de la manière la plus manifeste. »

Frerichs signale trois cas d'érysipèle ambulant où il a rencontré à l'autopsie une stéatose très avancée du foie. Nous trouvons, dans la thèse de M. Longuet, une observation très probante (observ. XXV). Il s'agit d'un homme de 43 ans, de bonne santé habituelle, à qui M. Verneuil fit la castration pour un sarcome fasciculé du testicule ; deux jours après, des symptômes généraux annonçaient l'invasion d'un érysipèle qui, parti de la plaie, s'étendait à toute la moitié inférieure et droite de l'abdomen, puis gagna le thorax et descendit vers la cuisse du côté correspondant. Le malade succomba sept jours après l'opération. Le foie était *très volumineux* et *gras* ; à la coupe on voyait des plaques violacées ressemblant un peu à des angiomes, et des points où le tissu était ramolli ; il est probable qu'il s'agissait là d'infarctus.

La stéatose hépatique est également une des conséquences de la lymphangite. Nous n'avons pas eu, sur ce point, occasion de recueillir de faits personnels, mais nous trouvons, dans la thèse de M. Jalaguier (1), l'observation (obs. III) d'un homme de 43 ans qui, dans le cours d'une lymphangite gangréneuse du membre inférieur droit, succomba à une complication thoracique ; à l'autopsie on trouva le foie très volumineux, pesant 2,850 gr., d'une coloration jaune et très gras. Il faut toutefois remarquer que cet homme avait depuis longtemps des habitudes d'alcoolisme.

Le phlegmon diffus entraîne-t-il la même altération du foie ? La thèse de M. Blum (2) renferme deux faits qui sem-

____

(1) De la lymphangite aiguë à forme gangréneuse. Paris, 1880.
(2) De la septicémie chirurgicale aiguë. Strasbourg, 1870.

blent avoir une certaine valeur. Dans le premier (obs. II), on voit une fracture de l'épicondyle se compliquer d'un phlegmon érysipélateux ; le malade succombe au bout d'un mois ; le foie est en voie d'infiltration graisseuse. Dans le second fait recueilli par M. Rendu, dans le service de M. Désormèaux (obs. IV), il s'agit d'un homme de 35 ans, niant tout excès alcoolique, chez qui une fracture compliquée de la jambe est suivie d'un phlegmon diffus gangréneux ; la mort survient au bout de dix jours ; on trouva le foie énorme, complètement graisseux, ce qui fit penser à M. Rendu que cet homme était alcoolique malgré ses dénégations.

La durée de la maladie a été, en effet, bien courte pour avoir amené une stéatose aussi prononcée. Nous ne sommes donc pas autorisé à voir dans cette dernière affection chirurgicale une cause efficiente de stéatose.

C.—L'influence des suppurations prolongées est, au contraire, incontestable ; elles entraînent une stéatose aussi complète que la phthisie pulmonaire à évolution lente. Tous les auteurs signalent cette cause ; les observations abondent : la thèse de Longuet en renferme plusieurs ; on en trouvera quelques-unes au cours de ce travail. M. Lannelongue, dans une note sur les rapports de l'urée avec la dégénérescence graisseuse du foie remise à M. Brouardel, rapporte six observations de stéatose hépatique consécutive à des lésions osseuses suppurées chez des enfants (1). Nous n'insistons pas davantage.

D. — De même, toutes les affections chirurgicales qui épuisent l'organisme, toutes les manifestations diathésiques, quand survient la période de cachexie, sont sus-

(1) L'urée et le foie, in Arch. de physiologie, 1876, p. 589 et suiv.

ceptibles de graisser le foie (manifestations tuberculeuses, cancéreuses, syphilitiques).

Frerichs fait pourtant remarquer le peu de fréquence du foie adipeux dans la cachexie cancéreuse; il a trouvé la proportion suivante : $1 = 10,5$. Il y a lieu de s'étonner grandement de ce chiffre, car dans le carcinome, surtout quand celui-ci est arrivé à la période d'ulcération, se trouvent réunies deux causes puissantes de stéatose : la septicité (due aux produits absorbés) et les hémorrhagies. Nous avons fait l'examen histologique du foie dans huit cas de cachexie cancéreuse recueillis dans le service de M. Verneuil et nous avons trouvé quatre fois une stéatose considérable du foie ; dans trois cas il y avait une infiltration graisseuse modérée ; dans un seul le foie était absolument sain. Ces chiffres ne portent, il est vrai, que sur un bien petit nombre de faits ; mais ils sont loin de concorder avec ceux de Frerichs.

E. — L'influence des hémorrhagies répétées sur la production de la stéatose est un fait incontestable ; M. Verneuil y insiste avec raison. Les auteurs ne signalent pas cette cause ; Frerichs ne la cite qu'incidemment. C'est pourtant un fait connu qu'à la suite d'hémorrhagies répétées le sérum du sang se charge de graisse et prend une teinte blanchâtre, laiteuse. MM. Vulpian et Dechambre l'ont noté dans plusieurs expériences(1). Les mêmes observateurs ont vu des chiens, soumis à des saignées répétées et abondantes, engraisser considérablement ; on sait que des éleveurs mettent ces notions en pratique et font à leurs bestiaux des saignées réitérées pour leur donner de l'embonpoint.

(1) Gazette hebdomadaire de méd. et de chir., juillet 1866.

Comment s'explique cette stéatose consécutive aux pertes sanguines répétées ? Suivant Bauër (1), la décomposition des matières albuminoïdes augmente après les hémorrhagies ; il en résulte que la destruction de la graisse est
peu active, que cette graisse vienne de l'alimentation, des
dépôts physiologiques du corps ou de la décomposition de
l'albumine. Elle s'amasse donc dans l'économie, et, en
particulier, dans le foie.

Il s'agirait, par conséquent ici d'une infiltration ; mais
il faut aussi remarquer que le ralentissemsnt de la nutrition du fait de l'anémie amène un certain degré de dégénérescence des cellules hépatiques ; n'est-ce pas, en effet, à
ce seul ralentissement de la nutrition que M. Ranvier rapporte la stéatose du foie souvent si considérable chez les
cachectiques ?

On peut donc admettre avec M. Kirmisson (2) que, si
dans les grandes hémorrhagies la dégénérescence rapide
des cellules résulte des troubles profonds de la nutrition,
dans les cas où les hémorrhagies sont moins abondantes
la cellule puisse servir de dépôt à la graisse formée, mais
non brûlée, et, qu'ainsi l'infiltration graisseuse marche de
pair avec la dégénérescence des cellules.

Nous avons, dans notre observation III, un remarquable exemple de la stéatose du foie développée lentement
sous l'influence d'hémorrhagies réitérées. Voici encore une
observation où M. Verneuil n'a pas hésité à diagnostiquer
une altération graisseuse du foie. Nous la rappportons, bien
que la preuve anatomique ait fait défaut.

(1) De l'influence des saignées. Zeitschrift fur Biologie, 1872, p. 566.
Cité par Kirmisson, th. agrégation, Paris, 1880.
(2) Loc. cit , p. 11.

OBSERVATION V (personnelle).

Tumeur érectile ; hémorrhagies multiples et graves. Opération ; légères hémorrhagies secondaires. Signes de stéatose hépatique. Guérison.

Bourdier, 31 ans, charpentier, entre le 9 décembre 1880 dans le
service de M. Verneuil, salle Saint-Louis, n° 56. — Il habite la
campagne et jouit d'une excellente santé. Pas de signes de scrofule ; pas de syphilis ; il n'a jamais fait d'excès alcooliques ; les
fonctions digestives s'accomplissent bien.

Depuis sa naissance, il porte à la partie postérieure de la cuisse,
au-dessous du pli fessier, une tache érectile qui s'est étendue progressivement. Puis s'est développée une tumeur qui, vers l'âge de
20 ans, avait le volume d'un marron. Elle a continué à grossir, et
elle avait à peu près la grosseur d'un œuf de poule lorsque, au
mois de mai 1879, dans une chute elle porta violemment sur un
morceau de bois et devint violacée, tendue et sensible. Le mois
suivant une abondante hémorrhagie survenait ; on l'arrêta par la
compression et des applications de perchlorure de fer.

Au bout de trois mois, à l'occasion d'un effort, nouvelle hémorrhagie considérable ; le malade dut s'aliter, il était très faible et
dans un état syncopal. Trois jours après, on le transportait à la
Pitié.

La tumeur a suppuré ; une seule hémorrhagie s'est produite depuis l'entrée du malade.

Le 31 décembre, M. Verneuil cerne la base de la tumeur avec des
pointes de feu profondément enfoncées et convergentes ; au bout
de quatre jours la tumeur mortifiée se détache et il reste une plaie
de la largeur de la main.

A deux ou trois reprises, celle-ci fut le siège d'une légère hémorrhagie, dont on se rendit facilement maître par une simple compression.

L'état général était assez mauvais au début : il y avait des signes
d'anémie très prononcés ; une faiblesse extrême, une teinte pâle
des téguments, des palpitations et un léger œdème des jambes.

L'amélioration fut rapide. Cependant les pieds restaient enflés, la face était pâle et un peu bouffie. Les urines examinées à plusieurs reprises n'ont pas présenté d'albumine, mais elles étaient foncées en couleur, chargées d'urates.

En présence des ces symptômes, M. Verneuil diagnostiqua une stéatose du foie due aux hémorrhagies abondantes et successives qu'avait éprouvées le malade. C'était aussi à cet état graisseux du foie qu'il fallait attribuer les quelques hémorrhagies qui s'étaient produites à la surface de la plaie d'opération. Il convient de dire que le malade n'a présenté ni trouble digestif, ni hypertrophie du foie.

Quelques jours avant sa sortie l'œdème avait disparu ; les forces étaient revenues ; la plaie était presque entièrement cicatrisée.

Nous avons terminé l'étude de l'étiologie de la stéatose hépatique. Toutes ces causes, nous l'avons vu, n'ont pas au même degré le pouvoir stéatogène. Il n'est même pas très rare de voir, en clinique, des faits qui sont en désaccord avec ce que l'on observe communément, et des causes en apparence identiques ne pas entraîner fatalement des conséquences semblables. Ainsi, nous avons suivi avec soin deux cas où tout se trouvait réuni pour produire la stéatose à un haut degré, alors que pourtant elle semble avoir complètement fait défaut C'est d'abord celui d'une jeune fille de 19 ans qui était couchée au n° 22 de la salle Lisfranc. Elle vint une première fois dans le service de M. Verneuil, au mois de février 1879, pour un genu valgum ; le redressement fait avec l'appareil Colin ayant donné un résultat incomplet, M. Terrillon au mois de septembre de l'année suivante pratiqua l'ostéotomie. Il y eut à la suite des phénomènes d'ostéite intense : abondante suppuration ; plusieurs abcès se développèrent successivement. En avril 1881, un érysipèle envahissait tout le membre inférieur droit. Il dura un mois et menaça sérieusement la vie de la jeune malade. A cet érysipèle succédèrent une poussée d'arthrite et deux abcès périarticulaires qui furent ouverts avec le caustique. Cependant, vers le mois d'octobre, la suppuration diminua ; il ne restait plus que deux trajets fistuleux étroits. En même temps l'état général s'améliorait, la fièvre disparaissait et au mois de décembre la malade pouvait se lever et faire quelques pas. La suppuration était presque tarie ; en somme, tout annonçait une prochaine guérison.

Voici donc un cas où se trouvaient réunies les conditions les plus favorables au développement d'une stéatose du foie : lésion osseuse accompagnée d'une longue suppuration, fièvre hectique, puis érysipèle grave. Or, jamais il n'y eut aucun signe d'altération graisseuse du foie, ni augmentation de volume de l'organe, ni douleur, ni troubles digestifs en dehors de l'anorexie qui résultait de la fièvre. Rien d'anormal du côté des urines ; jamais d'œdème.

Le second fait n'est pas moins frappant : il s'agit d'un homme d'une trentaine d'années, assez fortement constitué (bien que nettement strumeux), couché au n° 10 de la salle Saint-Louis. Il avait une nécrose du tibia droit qui, datant de plusieurs années, avait entraîné une longue suppuration. Comme il n'y avait pas indication urgente d'intervenir, on ajourna l'opération. Survient un érysipèle qui s'étend à tout le membre inférieur et s'accompagne d'un état général fort grave. Une arthrite purulente du genou en est la conséquence ; M. Verneuil pratique l'amputation de la cuisse à la partie moyenne. Deux jours après, une hémorrhagie secondaire faillit emporter le malade ; il resta pendant plusieurs jours dans un état d'anémie extrême. Malgré tous ces accidents il guérit complètement. A aucun moment, il n'a présenté de signes d'altération viscérale secondaire.

Ce fait ressemble beaucoup au précédent. Dans ces deux cas la stéatose viscérale a-t-elle existé, mais à l'état latent ? C'est ce qu'il serait difficile de dire. Tout au moins elle ne s'est révélée par aucun symptôme et les malades ont bien guéri. Ce ne peut être dans la constitution, puisque les deux sujets étaient strumeux, qu'il faut chercher la cause dé cette immunité qui nous semble exception nelle.

Nous ne savons comment interpréter ces faits ; mais nous avons tenu à les rapporter, car les cas négatifs ont bien leur valeur.

CHAPITRE III.

PATHOGÉNIE.

Il est intéressant de chercher comment ces diverses causes arrivent à produire le même résultat : la stéatose des viscères et, en particulier, celle du foie. Les désordres anatomiques sont les mêmes, ce qui semble prouver, ainsi que le fait remarquer M. Lancereaux (1), que ces désordres ne relèvent pas immédiatement des agents morbides qui ont donné naissance à ces maladies, mais dépendent plutôt des conditions spéciales que ces agents créent pour l'organisme. Or, ces conditions spéciales ne sont autres que des altérations du sang. Encore mal connues dans leur nature,

(1) Traité d'anat. path., t. I, p. 479.

elles se révèlent par leurs effets ; elles amènent lentement ou rapidement l'altération et même la destruction des éléments anatomiques.

Pour que la cellule vive et soit normale il faut, en effet, qu'elle trouve dans le sang des matériaux de réparation ; le sang est-il altéré ou vient-il à manquer, la cellule subit une dénutrition ; elle se transforme en graisse : telle, la dégénérescence graisseuse aiguë des tissus dans l'empoisonnement par le phosphore ; telle encore, la transformation graisseuse des éléments anatomiques dans les embolies.

Ce fait de *dénutrition* domine la pathogénie de la stéatose.

Toutes les matières protéiques, en effet, dès qu'elles sont privées de leur apport nutritif, peuvent subir l'altération graisseuse. Ce grand fait de physiologie pathologique, mis en lumière par Reinhardt, a trouvé sa confirmation dans les expériences de Michaëlis (de Prague) et de Wagner. (Voir Blachez, thèse d'agrégation. Paris, 1866, page 59.)

L'étude de l'action sur les tissus de certains poisons tels que le phosphore, l'alcool, etc., apporte un puissant appui à cette manière de voir. Ces poisons altèrent le sang ; leur affinité pour l'oxygène prive les cellules de cet élément principal de la réparation ; les tissus insuffisamment nourris subissent la dégénérescence graisseuse.

La plupart des maladies infectieuses ont une influence analogue sur les globules sanguins ; elles diminuent l'hémoglobine et le pouvoir absorbant du sang pour l'oxygène. Ceci a été vérifié dans les fièvres éruptives et la diphthérie (Brouardel, Quinquaud, Regnard) (1). A côté de ces

(1) Regnard. Recherches expérimentales sur les variations pathologiques des combustions respiratoires. Thèse inaugurale, Paris, 1878.

maladies se place immédiatement la septicémie qui a également pour effet de diminuer l'action physiologique et chimique du globule sanguin. Légerot, cité par Regnard (1) a constaté, dans plusieurs expériences sur des chiens septicémiques, que les globules ont perdu une partie de leur capacité respiratoire. Il en est de même dans les suppurations prolongées (septicémie chronique).

C'est donc bien dans l'altération du sang et dans les troubles de nutrition qui en sont la conséquence qu'il faut voir la cause première de la stéatose.

Dans la septicémie et dans les affections chirurgicales infectieuses (érysipèle, lymphangite) qui s'accompagnent d'une fièvre intense, la haute température vient ajouter ses effets à ceux de l'infection du sang ; la vie des tissus est incompatible, en effet, avec des températures élevées ; les éléments anatomiques dégénèrent et meurent.

Dans les affections consomptives, dans les cachexies, le principe infectieux (poison septique ?), cet agent puissant de stéatose pour M. Verneuil, ne peut plus être invoqué. Mais le sang ici subit également des altérations profondes qui résultent de causes multiples : pertes éprouvées par l'organisme ; fièvre ; absorption de produits morbides fournis par les lésions pathologiques dont ces états cachectiques sont eux-mêmes la conséquence, etc., etc. Là, encore, l'altération des globules est évidente, les analyses du sang dans diverses cachexies : tuberculose, syphilis tertiaire, cancer surtout, ont montré à M. Quinquaud une diminution très notable de la capacité respiratoire des globules. Un ralentissement considérable des oxydations intimes en est la conséquence fatale ; c'est là l'origine pre-

(1) Loc. cit., p. 121.

mière de l'altération graisseuse des éléments anatomiques.

Cette surcharge adipeuse du foie dans les cachexies ; cette infiltration des cellules, qui devient de plus en plus considérable à mesure que les sujets sont plus émaciés, n'a pas été sans vivement frapper les observateurs, et diverses explications en ont été données.

Frerichs admet que, dans ces cas, « le sang se surcharge de la graisse qui, pendant que le malade s'affaiblit, est résorbée pour subvenir aux besoins de la transformation matérielle (1). » L'infiltration du foie, pour cet auteur, se fait donc par une sorte de métastase.

L'insuffisance de l'hématose a pu être invoquée chez les phthisiques ; mais ces malades sont dyspnéiques et l'augmentation du nombre des mouvements respiratoires amenant la compensation, il est probable que la diminution d'oxygène du sang ne doit pas être notable. Cette explication, d'ailleurs, ne peut être donnée pour les cas nombreux où les échanges respiratoires ne sont pas entravés. C'est donc aux altérations du sang, d'où résulte une insuffisance des combustions, qu'il faut forcément revenir.

Et si nous pénétrons plus avant dans la nature intime de l'altération anatomique qui nous occupe, nous voyons que cette cause première agit de deux façons pour produire la stéatose du foie :

1° Par l'altération directe de la cellule hépatique, dont le protoplasma s'infiltre de granulations graisseuses;

2° Par le transport dans le foie de matériaux graisseux non comburés ou représentant les déchets des tissus.

Le premier mode d'action explique la dégénérescence,

(1) Loc. cit., p. 465.

le second rend compte de l'infiltration graisseuse. Or, on sait que celle-là prédomine dans les maladie septicémiques à marche aiguë ; celle-ci dans les suppurations chroniques et les affections consomptives.

Donc, ralentissement de la nutrition ; insuffisance des combustions intimes par altération du sang, telle est la cause unique à laquelle nous croyons pouvoir, avec M. Rauvier (1), ramener la pathogénie de la stéatose.

Ainsi modifiés, les éléments anatomiques du foie ne peuvent plus élaborer la graisse qu'ils contiennent ou celle qui leur est apportée par le système circulatoire.

———

CHAPITRE IV.

PHYSIOLOGIE PATHOLOGIQUE.

Quels sont donc les troubles fonctionnels qu'entraîne la stéatose hépatique? Nous n'avons en vue, bien entendu, que les cas où les cellules du foie, atteintes par la dégénérescence, sont menacées dans leur vitalité et ceux où l'infiltration graisseuse est étendue à tout le parenchyme hépatique et très considérable.

Cette étude préalable nous permettra de mieux apprécier l'influence de ces altérations sur les maladies chirurgicales.

Le foie a un rôle physiologique très complexe, et cette

(1) Voir Bullet. Soc. anat., 1873, p. 132.

multiplicité même de ses fonctions apporte de grandes difficultés d'interprétation , lorsque l'on veut se rendre compte des troubles causés par les altérations anatomiques dont ce viscère peut être le siège.

Il est tout à la fois un organe de sécrétion et d'élimination ; de plus, il joue un rôle considérable dans la composition du sang. C'est cette dernière fonction, encore non complètement élucidée, que nous aurons principalement en vue ; c'est elle qui nous semble surtout atteinte dans la stéatose. La fonction biliaire est, en effet, à peine touchée, car nous verrons que les modifications de la bile sont à peu près insignifiantes.

Ce sont donc les troubles de la *fonction désassimilatrice* du foie que nous étudierons tout d'abord.

' Ce rôle particulier de la glande hépatique a suscité de nombreux travaux depuis ceux de Meissner (1864). Des expériences multiples (Küne , Cyon); des faits pathologiques nombreux (Murchison, Bouchard, Brouardel, Charcot), sont venus fournir un puissant appui à la théorie nouvelle. D'autres faits, il est vrai, se sont élevés contre.

Si le foie a bien certainement un rôle prépondérant dans la combustion ou le dédoublement des principes albuminoïdes qui lui sont amenés par le sang , il ne contribue pas seul à former l'urée. La désassimilation se fait dans tous les tissus, et la formation des matières extractives en est la conséquence. Mais il est probable que c'est dans le foie principalement que ces matières viennent subir un degré d'oxydation ultime ou plutôt un dédoublement. Aujourd'hui on s'accorde généralement à considérer le foie comme le principal foyer de la formation de l'urée.

Quels sont donc les troubles apportés par la stéatose à la fonction désassimilatrice du foie?

Ces troubles sont assez bien connus. M. Brouardel (1) a noté dans la stéatose du foie, observée chez des phthisiques et chez des malades atteints de suppuration osseuse, une diminution considérable du taux de l'urée ; dans certains cas, le chiffre s'est abaissé à 2 ou 3 grammes par vingt-quatre heures, bien que les malades eussent de la fièvre, et que quelques-uns fussent encore alimentés avec du vin, de l'alcool et de la viande. Cette question de l'alimentation a une certaine importance et doit être prise en considération quand il s'agit de déterminer le chiffre de l'urée. M. Valmont, dans un mémoire inédit (2), a cherché à prouver que les variations de l'urée tiennent surtout à l'état des voies digestives et au degré d'alimentation.

Quoi qu'il en soit, un fait reste acquis, c'est que la stéatose, comme toutes les altérations graves du parenchyme hépatique, s'accompagne d'une diminution considérable dans l'excrétion des produits de désassimilation. Il en résulte fatalement que ces principes, destinés à être éliminés, restent dans le sang qu'ils altèrent ; de là un trouble profond de la nutrition générale.

Dans les cas extrêmes, cette toxhémie se traduit par des accidents qui ont plus d'un point de ressemblance avec ceux de l'urémie.

La théorie de l'urémie (3) d'origine hépatique, trouve

(1) L'urée et le foie, in Arch. de phys., 1876.

(2) Recherches sur l'urée dans les maladies du foie. Paris, 1877.

(3) Ce terme d'« urémie » est ici tout à fait impropre. En effet, dans les cas d'altération profonde du parenchyme hépatique, il y a diminution de l'urée non seulement dans l'urine, mais encore dans le sang, ains qu'il résulte d'analyses récentes (voir, à ce sujet, la thèse inaugurale de mon excellent ami M. Mossé, professeur agrégé de la Faculté de médecine de Montpellier « Etude sur l'ictère grave », Paris, 1879, p. 89 suiv.). Ce serait donc, non pas à l'accumulation de l'urée dans le

un double appui : d'une part, dans de nombreuses expériences de ligature de la veine porte, faites par Lauten-
bach avec l'assistance du professeur Schiff; cette ligature
est suivie de phénomènes généraux d'intoxication fort remarquables (1) ; et, d'autre part, dans des faits cliniques
recueillis par M. Withla (2). Un des cas qu'il cité, semble
très probant : un homme de 39 ans, malade depuis huit
jours, était atteint d'une dyspnée extrême, hors de proportion avec les signes stéthoscopiques de l'auscultation. On
pensa à une tuberculisation miliaire aiguë ; le dixième jour,
le malade tomba dans un coma interrompu par des accès
convulsifs et succomba. Il n'y eut jamais d'albumine dans
les urines. A l'autopsie, on trouva le foie gros et dégénéré,
les cellules imprégnées de vésicules adipeuses ; les poumons, le cœur, les reins, examinés au microscope, étaient
absolument sains. C'est là, pour l'auteur, un exemple frappant d'urémie hépatique.

Cette variété d'urémie serait, d'après Withla, caractéri-
sée par des convulsions ou de la somnolence. Nous
avons vu plusieurs de nos malades succomber avec
des accidents rappelant beaucoup ceux de l'urémie : diarrhée profuse, abaissement de la température, diminution
du chiffre de l'urée ; jamais nous n'avons vu de convulsions, mais dans deux cas nous avons noté la somnolence :
d'abord chez la malade qui fait le sujet de l'observation XVIII, puis chez une femme de 35 ans, morte cachec-

sang, mais à la rétention des matières extractives qu'il faudrait rapporter ces accidents qui, cliniquement, se rapprochent de ceux observés
dans l'urémie.

(1) Voir l'analyse de ces expériences, in Rev. des sc. méd. de Hayem,
t. XII, p. 51.

(2) Urémie dans les affections du foie. In The Dublin journ of med
science, février 1876, p. 107.

Gauchas.   4

tique, dans le service de M. Verneuil (n° 30, salle Lisfranc);
elle était atteinte d'un épithélioma vaginal. Pendant les
quinze derniers jours, à des souffrances assez vives qui
empêchaient le sommeil, succéda un état de torpeur profonde ; la malade cessa de s'alimenter. Elle s'éteignit après
avoir eu quelques vomissements, et une diarrhée profuse
jusqu'au dernier moment. On trouva le *foie* énorme, complètement gras ; les reins paraissaient sains. Les uretères
étaient libres ; l'utérus n'était pas envahi par le néoplasme;
dans l'intestin, pas la moindre ulcération. Au microscope,
le foie offrait le type de l'infiltration graisseuse la plus
complète ; la disposition lobulaire avait disparu, la coupe
ressemblait à une préparation de tissu cellulo-adipeux.
Dans tous les lobules, les cellules étaient transformées de
la périphérie au centre en vésicules graisseuses, la plupart
d'entre elles ne renfermaient plus qu'une mince couche de
protoplasma, entourant le noyau, bien coloré, aplati lui-
même contre la paroi ; beaucoup étaient réduites au noyau
refoulé par une grosse goutte de graisse ; enfin celui-ci
avait même disparu dans quelques-unes. La veine centrale, effacée, comprimée, ne pouvait être retrouvée sur
beaucoup de lobules.

Pas d'autres lésions des espaces portes qu'une légère
prolifération conjonctive. Le rein était le siège d'une congestion intense ; il n'y avait pas de lésions épithéliales.
Cette observations nous semble avoir une grande valeur.
On peut en rapprocher l'observation XVIII que nous rapportons plus loin ; toutes les deux viennent à l'appui des
faits cités par M. Withla, et doivent être considérées comme
des cas de toxhémie due à la suppression des fonctions
excrémentitielles du foie.

L'insuffisance de la dépuration hépatique nous semble

donc jouer un grand rôle comme cause de mort dans un
certain nombre de cas de stéatose du foie. Nous reviendrons sur ce point.

Les troubles apportés à cette fonction désassimilatrice s'accusent encore cliniquement par les modifications de la sécrétion urinaire. Il est très fréquent, en effet, de voir dans les urines des sujets atteints de stéatose du foie un dépôt abondant d'acide urique et d'urates, témoignage d'une formation incomplète d'urée; dans l'atrophie aiguë du foie, en même temps que l'urée diminue, elle est remplacée par des produits d'oxydation inférieure : leucine, tyrosine (Frerichs, Murchison). Ces mêmes substances se retrouvent après la mort dans le parenchyme du foie, sous forme de cristaux.

Si les troubles fonctionnels, dus à la rétention de produits destinés à être rejetés de l'organisme, ne sont pas plus marqués dans la majorité des cas de stéatose hépatique même considérable, ou ne s'accusent que tardivement, ne faut-il pas en chercher la cause dans l'état d'intégrité relative des autres organes hématopoiétiques, et aussi surtout dans l'intégrité du rein et de l'intestin qui éliminent ces produits nocifs?

L'altération des cellules hépatiques dans la stéatose a-t-elle une influence sur la fonction glycogénique ?

Tout ce qu'on sait, c'est que les lésions graves du parenchyme hépatique ont pour effet de troubler cette fonction. Des faits cliniques, relatés par M. Colrat (de Lyon) (1), ont montré chez trois malades atteints de cirrhose et dans un cas d'oblitération des voies biliaires, une glycosurie passa-

(1) Cité par M. Charcot. In Leçons sur les maladies du foie et des reins, p. 114.

gère, apparaissant pendant la période de digestion des fé-
culents, et M. Lépine a pu produire, dans trois cas de cirrhose confirmée, une glycosurie artificielle par l'administration de 300 à 500 grammes de sucre de raisin. Nous ne
pensons pas que ces recherches aient été faites dans des
cas de stéatose hépatique confirmée. Ces expériences cliniques pourraient être tentées sans inconvénient pour les
malades. Quant à la glycosurie alimentaire, nous ne l'a-
vons notée dans aucune de nos observations.

Étudions maintenant les troubles apportés dans les autres fonctions du foie par la stéatose.

Il y a lieu de se demander tout d'abord si la circulation
de l'organe est entravée dans une certaine mesure; si,
dans l'infiltration, la graisse qui distend et déforme les
cellules n'amène pas une compression des capillaires suffisante pour produire la stase sanguine et consécutivement
des phénomènes de congestion passive dans tout le système porte. Cruvelhier avait remarqué que la lumière
des gros troncs vasculaires présentait à la surface des
coupes une forme anguleuse au lieu d'une forme ronde. La
sécheresse de la coupe a frappé tous les observateurs. Enfin lorsque l'état adipeux est très marqué, on trouve souvent, à la surface de l'organe, dans l'enveloppe séreuse,
des vaisseaux dilatés, comme cela se rencontre dans la cirrhose (Frerichs). Nous avons plusieurs fois noté ces dilatations veineuses, qui se rapprochent par leur disposition des étoiles de Verheyen que l'on voit à la surface du
rein. Cependant l'obstacle mis à la circulation n'est jamais
très considérable; les injections de foies gras réussissent
ordinairement très bien. « Rarement, dit Frerichs (1), le

(1) Loc. cit., p. 482.

mouvement du sang est assez entravé pour qu'il en résulte des épanchements hydropiques notables : toutefois
l'obstacle peut être assez fort pour occasionner le développement d'hyperhémies chroniques de la muqueuse gastro-
intestinale, qui, sous l'influence des causes les plus légères, se transforment en catarrhe, en troubles de la
digestion, etc. »

Les troubles de la sécrétion biliaire ont été très étudiés.
Selon Frerichs, cette sécrétion serait diminuée ; dans quelques cas on a trouvé les canaux biliaires et la vésicule
remplis d'une bile pâle, incolore, muqueuse ; mais l'analyse chimique a montré que les acides biliaires existaient
et que la bile était seulement privée d'une partie et quelquefois de la totalité de ses pigments (1). Dans beaucoup
de cas l'excrétion biliaire est entravée ; la même cause qui
comprime les capillaires peut empêcher à la périphérie du
lobule la pénétration de la bile dans les origines des conduits excréteurs. Frerichs, Ranvier, ont plusieurs fois noté
dans l'infiltration graisseuse à un haut degré des dilatations sacciformes de ces conduits. Cruvelhier (2) a observé des ectasies semblables. La gêne à l'excrétion de la
bile n'est pourtant pas suffisante pour produire l'ictère.
Ainsi donc la fonction biliaire est peu atteinte. Pour notre
part, nous n'avons jamais vu la décoloration de la bile ;
d'ailleurs la persistance des acides biliaires conserve à ce
fluide ses propriétés fondamentales.

En résumé, ce qui domine, ce sont les troubles de la
fonction hématopoiétique du foie. Cette insuffisance fonctionnelle crée, nous l'avons vu, des troubles considéra

(1) Ritter. Journal de l'anat. et de la physiol., 1874.
(2) Atlas d'anat. pathol., 1856, t. III, p. 230.

bles dans tout l'organisme : dans le sang s'accumulent des principes nocifs, qui l'altèrent ; cette altération retentit sur la nutrition des organes, augmente les lésions préexistantes, en crée de nouvelles et ce cercle vicieux conduit fatalement l'organisme à la cachexie.

Ces notions de physiologie pathologique nous font prévoir que le traumatisme accidentel ou chirurgical, atteignant un organisme dans lequel la nutrition est languissante, doit acquérir une gravité toute spéciale par le fait de la lésion viscérale antérieure. Mais cette lésion elle-même est, ainsi que nous le verrons, grandement influencée par les modifications que le traumatisme apporte dans l'économie.

CHAPITRE V.

DE QUELQUES SYMPTÔMES POUVANT SERVIR AU DIAGNOSTIC.

Nous laisserons complètement de côté l'étude des signes classiques de la stéatose du foie rapportés par tous les auteurs, pour insister d'une façon toute spéciale sur quelques symptômes, la diarrhée et l'anasarque en particulier, qui ont peu attiré l'attention, et sur la valeur desquels M. Verneuil insiste beaucoup avec raison.

La *diarrhée* est un signe d'une grande importance dans certains cas ; mais pour qu'elle ait au point de vue qui nous occupe quelque valeur, il faut qu'elle soit *prolongée* et *rebelle* aux divers moyens de traitement.

Il n'est pas **rare**, **en effet**, de voir, chez les hépatiques, survenir de temps à autre de la diarrhée ; la congestion

hépatique, habituelle chez ces malades, amène une stase sanguine des muqueuses stomacale et intestinale et cette stase
toute mécanique peut très bien, sous la moindre influence
irritative, un écart de régime par exemple, se convertir en
congestion active, en véritable inflammation catarrhale,
d'où la diarrhée qu'on observe en pareil cas. Mais ce n'est
pas sur ces flux diarrhéiques intermittents, passagers, que
nous appelons l'attention, mais sur une diarrhée véritablement *chronique*, ordinairement *incoercible*.

Dans quelques cas les selles diarrhéiques sont décolorées, quelquefois huileuses. Cette décoloration des selles,
en l'absence d'ictère, indique une modification dans la composition de la bile ou dans sa sécrétion ; ce signe doit toujours être recherché, car Lereboullet a montré expérimentalement que les selles sont de moins en moins foncées
à mesure que l'infiltration graisseuse augmente.

Les auteurs ont peu appelé l'attention sur la diarrhée
dans la stéatose du foie. Il est vrai de dire qu'elle est loin
d'être constante et qu'elle ne semble exister que dans des
cas où l'altération graisseuse est considérable. Legendre
a vu chez les enfants des diarrhées coïncidant avec le foie
graisseux ; Frerichs dit avoir eu l'occasion de faire l'autopsie d'individus à tempérament leucophlegmasique qui,
après avoir été sujets pendant leur vie à des diarrhées profuses survenant sous l'influence de la cause la plus légère,
avaient succombé subitement à une apoplexie ; dans ces
cas il ne put trouver d'autre désordre dans l'abdomen
qu'un état adipeux du foie, et il ajoute : « les mêmes résultats m'ont été fournis par la pratique des hopitaux » (1).
Cette assertion a une grande valeur et nous nous

(1) Loc. cit., p. 488,

croyons autorisé, dans les cas où l'on ne trouve pas
d'autre altération à l'autopsie que la stéatose du foie, à
mettre sur le compte de cette lésion viscérale les diarrhées
prolongées qui se manifestent chez quelques-uns de ces
malades. Rilliet et Barthez ont cherché cette relation chez
les enfants tuberculeux; ils ont trouvé, chez un de leurs
petits malades qui avait offert une diarrhée profuse et
persistante, l'intestin sans la moindre altération alors
que le foie était gras et augmenté de volume (1).

Cette question des rapports entre la stéatose du foie et
la diarrhée pourrait être recherchée mieux qu'on ne l'a fait
jusqu'à présent chez les phthisiques. « Tout ce que l'on
sait actuellement à cet égard, fait remarquer M. Rendu (2),
se borne à la notion de la coexistence fréquente du symptôme et de la lésion; mais on ne sait pas exactement dans
quelle mesure celle-ci influe sur celui-là. »

Quelle est donc la pathogénie de cette diarrhée qui nous
paraît intimement liée à la stéatose hépatique? Certes,
des causes multiples peuvent être invoquées : les altérations de la bile ou la diminution de la sécrétion biliaire;
l'hyperémie habituelle de la muqueuse gastro-intestinale
sur laquelle insiste Frerichs; enfin l'altération du sang
qui résulte de l'insuffisance de la fonction désassimilatrice du foie.

La première cause ne peut être qu'exceptionnellement
acceptée; nous avons vu que le plus souvent la bile conser-
vait ses propriétés physiologiques et que rarement en
avait observé une diminution notable de la sécrétion biliaire. Pour notre part, dans toutes nos autopsies nous

(1) Rilliet et Barthez. Traité des maladies des enfants, p. 456.
(2) Art. Foie, dict. Dechambre, t. III, 4e série, p. 166.

avons rencontré la vésicule remplie d'une bile qui semblait absolument normale.

L'état catarrhal chronique de la muqueuse intestinale
est bien probablement la cause la plus fréquente de la
diarrhée observée dans ces cas; c'est celle qu'invoquent
Frerichs et Murchison.

Mais n'est-il pas permis, dans les cas où cette diarrhée
se montre avec les caractères sur lesquels nous avons insisté, de la rapporter à l'insuffisance de la dépuration hépatique ? Il est clair que les deux dernières causes peuvent coexister : l'élimination de produits excrémentitiels
anormaux par la voie intestinale est bien effectivement de
nature à produire un état d'inflammation plus ou moins
intense de la muqueuse.

Cette théorie pathogénique, à laquelle se rattache
M. Verneuil, nous semble très admissible. Cette diarrhée
d'origine hépatique peut être rapprochée de celle qu'on
observe dans l'urémie à forme lente. Mais le poison éli-
miné ici ne serait pas l'urée, mais bien des produits
d'oxydation inférieure tels que l'acide urique, la leucine,
la tyrosine. Cette élimination se fait bien par le rein, ainsi
qu'on l'a constaté maintes fois ; elle doit aussi s'accomplir
par la voie intestinale dans les cas surtout où le filtre rénal est lésé. C'est ce qu'on observe, en effet, dans l'ictère
grave, où les lésions rénales sont fréquentes et où la diarrhée est un symptôme commun. Ne rencontrons-nous pas
également, pour prendre des cas plus simples, des diarrhées profuses, incoercibles, dans la phase terminale de la
cirrhose et du cancer du foie? Or dans ces cas le parenchyme hépatique est en grande partie détruit. Il est impossible de ne pas être frappé de ces rapprochements qui

sont tous en faveur de la théorie que nous cherchons à soutenir.

Voici enfin deux observations qui lui prêtent un nouvel appui :

OSERVATION VI (personnelle).

Ulcère de jambe chez un alcoolique.—Diarrhée rebelle. Broncho-pneumonie intercurrente. — Mort. — A l'autopsie : infiltration graisseuse
considérable du foie; pas de lésions du rein, ni de la muqueuse intestinale.

V. Henry (salle Michon n° 40, service de M. Verneuil), âgé de 58 ans, cocher, dit avoir toujours joui d'une très bonne santé : il a eu cependant des fièvres intermittentes à l'âge de quinze ans et en 1870 une affection thoracique aiguë. On ne découvre pas chez lui d'état diathésique notoire. Il paraît vigoureux, bien constitué ; il est franchement alcoolique et avoue lui-même ses excès.

Il porte depuis deux ans un vaste ulcère à la jambe gauche ; cet ulcère aurait succédé à une légère écorchure qu'il se serait faite au marche-pied de sa voiture ; les veines des jambes sont légèrement variqueuses. Rien à noter du côté des principaux viscères, si ce n'est du côté des poumons : on entend dans la poitrine des râles muqueux abondants, surtout au niveau du sommet droit ; le malade est atteint d'une bronchite chronique depuis plusieurs années. Le foie n'est pas douloureux, il ne semble pas hypertrophié ; la rate a son volume normal. Pas d'albumine dans les urines.

Depuis plusieurs mois déjà le malade est atteint d'une *abondante diarrhée* que rien ne peut arrêter. Enfin les deux jambes sont no-tablement *infiltrées*.

Ce malade était depuis quelque temps dans le service quand il fut pris, le 6 juillet, sans cause appréciable, d'oppression et de fièvre. Des râles fins et nombreux occupent toute la hauteur du poumon droit ; il y a de la submatité surtout dans la moitié supé-rieure de la poitrine. On diagnostique une broncho-pneumonie.

Le lendemain l'état s'aggrava considérablement, l'œdème des membres inférieurs devint considérable, gagna le scrotum et les parois abdominales. La dyspnée était excessive. Le malade tomba dans le collapsus et succomba le 8 juillet.

Autopsie. — Poumons emphysémateux, adhérents, le droit surtout. Ce dernier est le siège d'une broncho-pneumonie qui occupe presque toute son étendue; la lésion est disséminée en noyaux plus ou moins volumineux. Les bronches offrent tous les signes d'une inflammation chronique avec dilatation. Nulle part de tubercules.

Foie volumineux, d'un jaune pâle, *très gras*; sa densité est tellement diminuée que des morceaux de l'organe plongés dans l'eau surnagent.

Le cœur est sain.

Les reins ont leur volume normal, ils ne semblent nullement altérés.

L'intestin est également sain; la muqueuse a sa consistance normale, elle offre seulement des signes de congestion sur quelques points; on ne peut trouver dans toute son étendue la moindre ulcération.

Examen histologique du foie. — Des fragments du parenchyme hépatique ont été traités par le liquide de Müller, puis durcis dans la gomme et l'alcool. Les coupes ont été colorées, les unes au picro-carmin, les autres soumises à l'action successive de l'éosine et de la glycérine hématoxylique. Mon collègue et ami M. Bruchet a bien voulu examiner ce foie et m'a remis la note suivante : « Un examen d'ensemble montre une infiltration graisseuse des cellules hépatiques très étendue et très considérable ; elle porte avec quelques différences de degré sur tous les lobules.

Comme d'ordinaire, elle est plus complète à la périphérie des lobules où l'on ne distingue qu'une accumulation de grosses vésicules adipeuses donnant tout à fait l'apparence du tissu cellulo-adipeux. Mais cette infiltration graisseuse n'est pas bornée à la périphérie, elle a envahi le lobule dans sa presque totalité ne laissant généralement autour ou sur les côtés de la veine intra-lobulaire qu'un petit îlot de cellules ayant conservé des apparences normales ou dont le protoplasma renferme seulement une ou deux gouttelettes de graisse.

Sur les préparations colorées à l'hématoxyline les noyaux de toutes ces cellules sont très apparents, d'un beau violet.

A un plus fort grossissement les détails sont appréciés d'une façon plus exacte : on distingue dans les plus grosses vésicules adipeuses des cristaux de margarine ; dans presque toutes les autres on reconnaît assez facilement le noyau entouré d'une mince couche de protoplasma. Dans les îlots du centre du lobule les cellules sont tassées, déformées, de telle sorte que les noyaux très rapprochés paraissent multipliés.

Les espaces portes sont à peu près normaux ; peut-être existe-t-il un léger épaississement du tissu conjonctif. La substance hépatique ainsi altérée est très anémiée : on distingue rarement des capillaires entre les cellules ; mais dans les îlots centraux, qui sont moins altérés, on voit sur plusieurs lobules des globules rouges extravasés. »

Observation VII (personnelle).

**Tuberculose articulaire. — Diarrhée incoercible ; cachexie. — Mort,
A l'autopsie : foie très gras et légèrement scléreux.**

Il s'agit d'un homme de 39 ans, maçon, couché au n° 34 de la salle Saint-Louis, service de M. Verneuil.

Il était entré à l'hôpital dans le mois de mai 1880 pour une tumeur blanche du poignet avec fongosités énormes et trajets fistuleux donnant lieu à une abondante suppuration. Il n'existait alors aucun signe de tuberculose pulmonaire ou intestinale. M. Verneuil pratiqua donc le 2 juin la résection du poignet. Il est probable qu'il s'agissait de tubercules synoviaux car, ainsi que le fit remarquer M. Verneuil, l'abondance même des fongosités était bien en rapport avec le fait d'une tuberculose locale précédant l'envahissement de l'économie.

Un soulagement notable fut le résultat de l'opération ; mais, le pansement ouaté enlevé, on vit bientôt de nouvelles fongosités se produire et entraîner une nouvelle suppuration encore plus considérable que la première.

Le 18 septembre, M. Terrillon, qui remplaçait alors M. Verneuil, dut pratiquer l'amputation de l'avant-bras.

La guérison locale fut complète, mais il ne s'agissait que d'un succès opératoire. Bientôt, en effet, sans cause appréciable le malade se plaignit de douleurs dans le genou gauche ; l'articulation se tuméfia. En vain on employa les révulsions unies à l'immobilisation absolue, un régime interne reconstituant ; rien n'arrêta les progrès du mal qui aboutit à une lésion tuberculeuse du genou.

En même temps l'état général s'aggravait : de *l'œdème* apparut aux membres inférieurs ; une *diarrhée* abondante, rebelle pendant plusieurs mois à tous les moyens thérapeutiques et que l'on attribua à des ulcérations intestinales, amena une cachexie croissante et le malade succomba épuisé, le 24 mai 1881.

A aucun moment on ne trouva d'albumine dans les urines.

Autopsie. — Le poumon droit présente çà et là des amas de tubercules ayant produit sur quelques points de petites cavernes ; sous la plèvre, quelques tubercules en voie de ramollissement. Ces lésions, bien qu'anciennes, sont assez discrètes. Le tissu pulmonaire est sain dans la plus grande partie de son étendue et crépite bien. Le poumon gauche renferme quelques rares tubercules.

Le cœur est petit, mou, surchargé de graisse. Les reins semblent peu altérés, la capsule s'enlève facilement ; la substance corticale, un peu pâle, est ferme ; ils semblent légèrement scléreux.

La rate est normale.

Le *foie* profondément altéré : son volume est accru ; il est en même temps légèrement *scléreux* et *très gras* ; sa surface est chagrinée ; son tissu un peu dur et résistant, surtout au niveau du bord antérieur. Placé sur la table, il ne s'affaisse pas, comme le font d'ordinaire les foies gras. Son poids est de 1,400 grammes. A la coupe, qui est sèche, le tissu a un aspect grenu, un peu muscade. Pas de dégénérescence amyloïde.

L'intestin grêle, contrairement à ce que l'on pensait, n'offre aucune altération ; pas de tubercules ; dans le gros intestin il y a deux ou trois légères ulcérations arrondies, très petites et superficielles L'articulation du genou était très altérée ; il s'agissait d'une synovite tuberculeuse avec infiltration purulente.

Voici donc deux faits où, dans le cours d'une stéatose du foie très avancée, produite là par l'alcoolisme, ici par une longue et abondante suppuration articulaire, une diarrhée de longue durée et rebelle est observée, alors que l'autopsie ne révèle ni lésion intestinale, ni lésion rénale susceptible de l'expliquer. N'est-on donc pas autorisé, avec M. Verneuil, à en voir la cause première dans l'altération profonde du foie?

Nous ferons remarquer en passant que la seconde observation comporte un autre enseignement ; elle montre toute la gravité de la stéatose : l'opération avait réussi ; on avait obtenu la guérison locale ; mais le foie était déjà profondément atteint. Or c'est dans la lésion hépatique qu'il faut voir la cause de la mort, car les lésions pulmonaires étaient bien peu en rapport avec l'état général. La longue suppuration osseuse à amené la stéatose, et la diarrhée, résultat de l'altération hépatique, a achevé d'épuiser le malade. Telle nous semble devoir être l'interprétation logique de ce fait.

Sans vouloir être plus affirmatif, nous pouvons conclure que la *diarrhée chronique, incoercible, qui se manifeste dans quelques cas de stéatose hépatique avancée, peut être attribuée aux altérations du sang qui résultent fatalement d'une dépuration insuffisante.* Quelle que soit d'ailleurs la pathogénie de cette diarrhée, celle-ci nous paraît être un symptôme d'une certaine valeur et sur lequel l'attention n'a pas été suffisamment attirée.

Étudions maintenant un autre symptôme qui, pour notre maître M. Verneuil, est d'une haute importance comme signe révélateur de l'état gras du foie : l'*hydropisie.* « Dans tous les cas où j'ai fait l'autopsie de malades atteints d'anasarque sans affection rénale ou cardiaque (écrit M. Verneuil dans une observation communiquée à M. Longuet) (1), j'ai toujours trouvé jusqu'à présent le foie altéré, le plus

(1) Obs; XXII de la thèse de Longuet; p. 41;

souvent stéatosé ; de telle sorte que maintenant je porte le
diagnostic d'altération du foie avec une certaine assurance
d'après ce seul symptôme et je déduis le pronostic en conséquence. »

Frerichs, Murchison ne parlent pas de ce signe. Cependant M. Lanceraux affirme que l'hydropisie appartient à
la stéatose. Nous citons ses propres paroles : « Cette altération du foie (stéatose) doit être comptée parmi les causes
de l'hydropisie. Celle-ci se produit toutes les fois que la
densité du parenchyme hépatique est moindre que celle
de l'eau. C'est un fait qui n'est pas douteux pour moi, car il
s'appuie sur plus de vingt observations personnelles (1). »

Nous n'aurions pas besoin, après avoir cité de telles au-
torités, d'insister plus longuement ; cependant nous ne
pouvons passer sous silence le remarquable et intéressant
travail de M. Perroud, de Lyon (2).

L'auteur rapporte une dizaine d'observations (dont quatre avec autopsie et examen microscopique) qui semblent
très probantes. Il s'agit de malades atteints d'anasarque
cachectique avec anémie très prononcée, sans albuminurie, n'offrant aucune lésion fonctionnelle appréciable qu'une
langueur générale de toutes les fonctions et succombant
dans l'adynamie avec des phénomènes fébriles plus ou
moins accusés. A l'autopsie on ne trouve qu'un état graisseux très avancé du foie avec, dans quelques cas, exten-
sion de cet état graisseux au rein ou au cœur. Toujours
les organes étaient profondément anémiés. L'auteur conclut de ces observations qu'il existe une variété d'anasarque cachectique très probablement liée à la stéatose du

<hr>

(1) Loc. cit., p. 477.
(2) Note sur une variété d'anasarque cachectique liée à l'altération
graisseuse du foie, in Lyon médical, 1869.

foie : « Cette anasarque débute le plus souvent par les
me mbres inférieurs; puis elle envahit le dos des mains et
les membres supérieurs, elle s'étend souvent aux parois
abdominales et à la face. Habituellement elle est moins
étendue que celle du mal de Bright ; elle reste souvent limitée aux membres inférieurs et n'est jamais aussi considérable que celle de certaines lésions organiques du cœur
avec cachexie cardiaque. La peau est médiocrement tendue ; elle n'est pas rouge ; les vaisseaux principaux ne sont
le siège d'aucune thrombose et d'aucune inflammation ;
c'est donc dans la classe des anasarques asthéniques qu'il
conviendrait de la ranger. » Tels sont les caractères assi-
gnés par M. Perroud à cette anasarque liée à la stéatose du
foie ; ils concordent entièrement avec ce que nous avons
observé. L'œdème, dans nos cas, était généralement limité
aux membres inférieurs ; peu considérable ; il était résistant ; ce n'était pas l'empâtement mou des œdèmes cardiaques ou rénaux. Plusieurs fois nous l'avons vu s'étendre
aux parois abdominales (Obs. VIII, IX, XX.). Deux fois
même nous avons pu noter une infiltration généralisée
(obs. VIII et XVIII) ; il y eut même dans le second cas de
l'ascite dont l'origine ne put être trouvée à l'autopsie.

Il est bien entendu que dans toutes ces observations les
malades ont été étudiés et suivis avec le plus grand soin ;
l'examen des urines a été fait à plusieurs reprises ; enfin
nous avons pratiqué l'examen histologique des reins afin
d'éviter toute cause d'erreur.

Qu'elle est la pathogénie de cette variété d'hydropisie ?
N'est-elle qu'une simple coïncidence, un phénomène accidentel de l'altération graisseuse du foie ou faut-il, avec
M. Verneuil, lui donner dans la symptomatologie une
place importante ?

Il est évident que c'est dans l'état dyscrasique du sang produit par la stéatose hépatique qu'il faut voir la cause première de ces hydropisies. On peut objecter que, dans ces cas, l'œdème est loin d'être constant ; cela est vrai (et pourtant nous avons vu plus haut M. Lancereaux affirmer que l'hydropisie est la règle lorsque la stéatose du foie est avancée au point que la densité du parenchyme est devenue inférieure à celle de l'eau); mais l'état dyscrasique du sang n'est pas l'élément pathogénique unique et suffisant de l'hydropisie. D'après Wagner, les hydropisies purement cachectiques sont rares; dans la plupart des cas considérés comme tels, il existe en même temps une cause mécanique reconnaissant la même origine que la cachexie ou bien dérivant de celle-ci et déterminant la sécrétion séreuse. Aussi presque toutes les hydropisies cachectiques sont-elles réellement cachectico-mécaniques (1).

Il faut donc admettre un élément adjuvant, un trouble de l'équilibre circulatoire pour expliquer pourquoi, dans la dyscrasie, l'hydropisie n'est pas constante. Faut-il, ainsi que le dit M. Jaccoud (2), chercher la cause de cette rupture d'équilibre dans des altérations graisseuses concomitantes du cœur ou des vaisseaux? Ne faut-il pas plutôt dans la majorité des cas accuser l'atonie des vaisseaux qui résulte de la déchéance organique ?

Quoi qu'il en soit, l'objection tirée de la non constance de l'hydropisie dans l'affection qui nous occupe tombe devant ces considérations.

La stéatose du foie peut donc créer une véritable dyscrasie hydropigène. Conséquemment le symptôme *œdème* acquiert en clinique une réelle valeur, puisqu'en révélant

____

(1) Wagner. Loc. cit., p. 277.
(2) Traité de pathol. int., t. I, p. 51.

Gauchas.   5

l'état dyscrasique du sang il peut conduire au diagnostic de la cause première, dans les cas où celle-ci est latente.

Nous nous sommes demandé, en raison de la fréquence de la stéatose du foie chez les cachectiques, s'il n'y avait pas une relation entre cette altération viscérale et les œdèmes souvent observés dans ces cas ; si, en d'autre termes, cette stéatose n'était pas un intermédiaire commun entre l'état cachectique et le symptôme anasarque.

On peut effectivement concevoir que la lésion hépatique ajoute ses effets à ceux de la maladie première. Nous avons recueilli plusieurs observations qui plaideraient dans ce sens ; nous en rapportons quelques-unes :

Observation VIII (personnelle).

Carcinome du sein.—Anasarque sans albuminurie.— Mort.—Infiltration graisseuse considérable du foie.

Une femme de 59 ans, ménagère, entre à la Pitié le 29 octobre, salle Lisfranc n° 30.

Elle offre un énorme ulcère cancéreux qui a détruit la totalité du sein gauche et mis à nu la quatrième et la cinquième côte dans une certaine étendue. De volumineux ganglions dégénérés compriment la veine axillaire du côté correspondant et ont amené un énorme œdème de tout le membre supérieur. La tumeur s'est montrée il y a huit mois ; elle serait ulcérée depuis quatre mois seulement.

La malade a le teint jaune-paille ; elle est cachectique. Les membres inférieurs sont le siège d'un *œdème* mou et pâteux ; les parois abdominales elles-mêmes sont légèrement infiltrées ; l'enflure, au dire de la malade, était beaucoup plus considérable quelques jours auparavant. Pas d'œdème de la face.

La malade étant très faible on ne peut pratiquer un examen complet. On recueille des urines ; il n'y a pas d'albumine. Mais ces urines abondonnées à l'air libre prennent une teinte noirâtre, fumée ; la même coloration s'obtient immédiatement par l'addition de quelques gouttes d'acide azotique (il n'y a pas eu de pansement à l'acide phénique).

Mort le lendemain soir.

Autopsie. — Le cancer du sein a envahi le médiastin antérieur, la plèvre gauche et le péricarde qui offre plusieurs noyaux dans son épaisseur.

Cœur sain, n'offrant pas de lésions d'orifices ; pas de végétations polypiformes.

L'aorte est très athéromateuse.

Ganglions du médiastin dégénérés.

Les poumons offrent de petits noyaux cancéreux dont quelques-uns ressemblent à des tubercules. Epanchement pleurétique séreux enkysté, occupant les deux tiers de la cavité pleurale gauche en arrière.

Noyaux secondaires dans le péritoine ; pas d'ascite.

Les reins ont leur volume et leur aspect normaux, la capsule s'enlève facilement ; la substance corticale est seulement un peu pâle.

Rate normale.

Foie volumineux et *très gras* ; il pèse 1,700 grammes, ses bords ne sont pas arrondis ; il a conservé sa forme ; son tissu est mou et garde l'empreinte du doigt ; il a la couleur du beurre frais ; la coupe est sèche et exsangue. Sa densité est considérablement diminuée : plongés dans l'eau, des morceaux du parenchyme ne gagnent que lentement le fond du vase ; ils surnagent dans le liquide de Müller. Dans l'épaisseur de l'organe on trouve plusieurs noyaux cancéreux. La bile a ses caractères habituels.

Rien du côté de l'encéphale sauf un léger athérome des artères de la base.

Thrombose de la veine axillaire gauche. Les veines fémorales et ilaques sont libres.

Examen histologique. — Le foie présente le type de l'*infiltration graisseuse* la plus complète : partout la disposition lobulaire a disparu, et les cellules sont transformées en vésicules graisseuses. Le noyau persiste cependant coloré normalement et aplati contre la paroi cellulaire ; dans beaucoup de cellules il n'y a plus trace de protoplasma.

Légère prolifération conjonctive au niveau des espaces portes ; les corpuscules du tissu conjonctif ont subi là pour la plupart la dégénérescence graisseuse, ce qu'il est facile de voir sur les coupes traitées par l'acide osmique.

Le *rein* est le siège d'une légère sclérose portant sur tous les éléments de l'organe. Sur certains points les épithéliums sont desquamés, et leurs débris se retrouvent dans quelques tubes contournés ; il n'y a pas d'altération graisseuse de ces éléments ; nulle part de cylindres hyalins. Congestion intense des vaisseaux et du réseau capillaire des glomérules.

OBSERVATION IX (personnelle).

Epithélioma rectal. — Anasarque sans albuminurie. — Mort. —
A l'autopsie: foie gras.

L.., (Marie), ménagère, âgée de 59 ans, entre le 10 mai dans le service de M. Verneuil, salle Lisfranc n° 22.

Elle souffre depuis plusieurs mois d'un épithélioma du rectum qui amène de temps à autre des phénomènes d'obstruction intestinale, accompagnés d'excessives douleurs.

La malade est amaigrie ; mais pas très cachectique.

Le 17 mai. M. Verneuil pratique la rectotomie linéaire palliative. La malade supporte bien l'opération ; un grand soulagement en est la suite. Le cours des matières se régularise. Cependant l'intestin est paresseux et on est obligé à plusieurs reprises de donner de légers purgatifs. Bientôt l'état général s'aggrave ; à l'anorexie complète absolue, avec langue lisse, sèche, s'ajoute une *diarrhée* profuse qui épuise la malade. En même temps se montre de l'*œdème* qui, limité pendant quelque temps aux jambes, gagne les parois de l'abdomen et les mains ; la face est pâle et légèrement bouffie.

Pas d'albumine.

La malade finit par succomber le 10 août, trois mois à peine après l'opération. Le foie ne semblait pas hypertrophié, cependant la région de l'hypochondre droit était douloureuse à la pression.

A l'autopsie, on trouve le foie un peu augmenté de volume et infiltré de graisse ; le tissu est ferme et un peu scléreux ; les reins ne présentent aucune altération ; le cœur est mou, pâle, légèrement gras. Rien à noter du côté de l'intestin. Pas de noyaux secondaires dans les différents viscères.

Examen histologique. — L'infiltration graisseuse, bien que très marquée, est moins considérable que dans le cas précédent et surtout moins généralisée. Sur beaucoup de points la disposition lobulaire est conservée. Là se voient des cellules, infiltrées de quelques gouttelettes graisseuses, mais ayant conservé leur forme. L'infiltration cependant existe dans tous les lobules et est presque aussi marquée au centre qu'à la périphérie.

Il y a un degré de sclérose assez notable ; on voit des cellules embryonnaires nombreuses dans les espaces portes ; ces cellules ont sur quelques points envahi les lobules voisins, mais dans une faible étendue.

Le *rein* ne présente pas de lésion de la trame conjonctive ; les épithéliums ont leur aspect normal, ils sont seulement détachés sur quelques points.

Nous avons constaté, également chez un cachectique, un fait négatif que nous tenons à rapporter ; dans ce cas il n'y eut *pas d'anasarque* et le foie fut trouvé *sain* à l'examen microscopique : il s'agit d'un homme de 37 ans couché au n° 29 de la salle Michon. Il avait un carcinome de l'S iliaque du côlon, dont les premiers signes remontaient à 7 mois. Le malade présentait des alternatives de constipation et de débâcle ; à plusieurs reprises il rendit quelques caillots de sang noir ; il n'y eut jamais de perte de sang notable. Depuis deux ou trois mois l'état général était mauvais : l'appétit avait disparu ; le malade était pâle, amaigri, véritablement cachectique. Pas la moindre trace d'œdème des extrémités. Urines normales. Les signes physiques de la tumeur étaient très nets : on sentait au niveau de la fosse iliaque gauche un empâtement profond s'étendant vers le petit bassin. Le ventre était ballonné, très douloureux. Rien à noter du côté des autres organes. Bientôt le météorisme fit de rapides progrès ; les douleurs étaient excessives et empêchaient le sommeil. L'affaiblissement et la maigreur devinrent extrêmes ; du muguet se développa ; en même temps apparaissait un léger œdème localisé à la jambe gauche et qui tenait à l'oblitération presque complète de la veine fémorale du côté correspondant ainsi que le révéla l'autopsie ; le malade finit par succomber le 26 décembre, cinq semaines après son entrée à l'hôpital. A l'autopsie on trouva une énorme tumeur cancéreuse occupant l'S iliaque et ayant déterminé une perforation avec communication dans le tissu cellulaire sous-péritonéal de la paroi abdominale antérieure. Pas de noyaux secondaires dans les viscères. Gangrène d'une partie du lobe inférieur du poumon gauche, qui ne s'était révélée par aucun symptôme. Les reins avaient leur volume normal ; le microscope révéla un état de congestion intense de ces organes avec un léger degré de sclérose. Le foie était absolument normal, nullement graisseux. L'examen histologique montra en effet qu'il n'existait qu'un état congestif très marqué portant sur tous les lobules, et sur quelques-uns une légère infiltration graisseuse qui n'occupait que la périphérie des lobules et dépassait à peine ce qu'on rencontre dans l'état normal ; dans certains lobules, les cellules étaient même complètement dépourvues de graisse.

Voici donc un cancéreux, cachectique, qui meurt sans anasarque et dont le foie est trouvé sain, tandis que dans les deux observations précédentes l'anasarque coexistait avec une infiltration graisseuse considérable du foie. D'après ce petit nombre de cas il ne serait pas logique de

conclure que chez les cachectiques la stéatose du foie est
un intermédiaire obligé entre la dyscrasie et l'anasarque,
mais nous pouvons bien tout au moins constater ce fait,
qui nous importe surtout, la coexistence d'*œdèmes* plus ou
moins étendus avec une *infiltration graisseuse* généralisée
du foie, alors que le cœur et le rein ne présentent aucune
altération capable d'expliquer l'hydropisie.

En résumé, nous appuyant sur l'opinion de M. Verneuil, sur les faits observés par M. Lancereaux et par
M. Perroud, nous nous croyons autorisé à formuler là
conclusion suivante : *il existe une variété d'anasarque liée
à la stéatose hépatique ; cette anasarque a son origine dans
l'état dyscrasique du sang qui est le résultat de l'altération
viscérale dans les cas ou celle-ci est considérable.*

Ce symptôme a donc une grande valeur et, dans les cas
où un examen clinique attentif a montré que le rein et le
cœur n'étaient pas en cause, l'hydropisie, en révélant l'état
d'altération du sang, apporte un puissant élément de diagnostic en faveur de l'affection du foie.

Addison a décrit un état particulier des téguments qu'il
regarde comme caractéristique de la stéatose du foie : la
peau est exsangue, comme transparente et analogue à de
la cire ; au toucher elle est lisse et très douce. Frerichs a
fréquemment observé cette teinte des téguments chez des
femmes tuberculeuses qui avaient en même temps le foie
gras. Murchison a constaté que c'était surtout chez les
femmes qu'on pouvait voir la peau prendre ces caractères,
mais que ce signe était loin d'être habituel ; il reconnaît
cependant que, dans la plupart des cas de foie adipeux,
l'aspect extérieur et l'ensemble des téguments sont plus ou
moins pâteux et anémiques, et que quelquefois la peau

est grasse, huileuse par suite de l'hypersécrétion des fol-
licules sébacés. M. Perroud, dans le travail cité plus haut,
insiste beaucoup sur cet état particulier des téguments.
Pour nous, chez trois de nos malades (voir obs. III,
XVIII, XX) la peau offrait exactement la teinte pâle,
cireuse et l'état exsangue décrits par Addison.

Nous ne dirons que quelques mots des modifications de
l'urine dans la stéatose du foie. M. Longuet a insisté avec
raison sur l'importance de l'examen des urines comme
source précieuse de diagnostic dans les affections hépatiques en général (1). Le rôle désassimilateur du foie devait
faire pressentir que celles-ci offriraient des modifications
capables de trahir les altérations de la glande hépatique.
C'est en effet ce qui a lieu dans la stéatose comme dans les
autres lésions profondes du foie (cirrhose, cancer, etc.).

Nous avons déjà noté la diminution de l'urée dans la
stéatose. Mais d'autre part on sait, et M. Verneuil insiste
depuis bien longtemps sur ce fait, que les urines des hépatiques offrent habituellement un abondant dépôt d'urates
souvent accompagné d'une augmentation notable de
pigment. Il est commun en effet, et nous l'avons noté dans
plusieurs de nos observations, de voir au fond du vase où
a séjourné l'urine, un sédiment coloré en rose par un
pigment urinaire (acide rosacique de Proust). Souvent ce
sédiment n'apparaît que d'une façon intermittente. Mais
chez ces malades (et ceci est une remarque clinique qu'avec
M. Verneuil nous avons faite maintes fois), il suffit d'une
perturbation quelconque, d'un accès fébrile, d'une intervention chirurgicale, pour imprimer immédiatement à la

(1) Loc. cit., p. 112.

sécrétion urinaire les modifications sur lesquelles nous insistons.

Cet excès de l'acide urique d'une part, des pigments urinaires d'autre part, se comprend aisément quand on envisage le rôle du foie dans l'hématopoïèse.

Les pigments urinaires, en particulier, se forment aux dépens des globules sanguins ; ils dérivent de l'hémoglobine, et cette transformation s'accomplit principalement dans le foie. Aussi, lorsque les cellules hépatiques profondément lésées sont incapables d'utiliser la matière colorante des globules sanguins, celle-ci, modifiée, passe dans l'urine et cet excès de pigment trahit le trouble de la fonction hépatique. Aussi M. Gubler appelle-t-il avec raison l'hémaphéine le *pigment de l'insuffisance hépatique*.

Ces modifications de l'urine dans la stéatose sont encore pour nous une preuve nouvelle des troubles profonds apportés par cette altération à la fonction hématopoiétique du foie.

Dans une affection telle que la stéatose qui, tout en aboutissant à une dyscrasie générale, ne se révèle pour ainsi dire que d'une façon indirecte, qui n'offre aucun symptôme pathognomonique, ni absolument constant, aucune source de diagnostic ne doit être négligée. Ici, plus encore que dans d'autres maladies, la notion des circonstances étiologiques est d'une importance capitale.

Nous ne parlerons pas des signes précieux que l'on peut tirer de l'exploration abdominale.

Nous ne traiterons pas non plus du diagnostic, question qui demanderait d'assez longs développements. Nous dirons seulement que le clinicien aura quelquefois à compter avec une affection qui a beaucoup de points communs avec la stéatose : la dégénérescence amyloïde. Mais cette altération est infiniment plus rare (1) ; nous ne l'avons rencontrée dans aucun de nos cas et pourtant nous l'avons toujours cherchée, non seulement avec le réactif iodo-sulfurique, mais avec le violet de méthylaniline dont la sensibilité à l'égard de la substance amyloïde est bien connue.

(1) M. Lannelongue, à la Soc. de chir. (Bull. Soc. chir., avril 1876), et M. Longuet, dans sa thèse (p. 64), ont déjà fait cette remarque.

DEUXIÈME PARTIE

Nous devons étudier maintenant les rapports qui existent entre la stéatose hépatique et les affections chirurgicales. Nous aurons donc à considérer, d'une part, les modifications imprimées par la lésion viscérale à la marche de la blessure ; d'autre part, les effets du traumatisme sur la lésion viscérale antérieure. Ces considérations feront l'objet des trois chapitres suivants.

CHAPITRE PREMIER.

RELATIONS ENTRE LA STÉATOSE DU FOIE ET LA GRAVITÉ DES TRAUMATISMES.

Il est impossible de ne pas admettre que l'altération profonde d'un viscère aussi important que le foie n'ait pas un grand retentissement sur tout l'organisme. Nous avons vu que, du fait de la dégénérescence graisseuse, la fonction hématopoiétique du foie était profondément atteinte.

L'altération du sang, qui en est la conséquence, permet

donc d'assimiler cet état morbide du foie aux maladies constitutionnelles.

En effet, « toute maladie qui répartit les désordres sur l'économie entière et qui met chaque organe, chaque région, chaque circonscription du corps, si limitée qu'elle soit, en état pathologique, est une maladie constitutionnelle (1). »

Les rapports entre la dégénérescence graisseuse du foie et la gravité des traumatismes ne nous semblent donc pas pouvoir être mis en doute.

Que la lésion hépatique soit antérieure au traumatisme, qu'elle soit, au contraire, la conséquence de celui-ci, peu nous importe ; le résultat sera le même : l'altération viscérale retentira d'une manière fâcheuse sur la blessure.

Cette influence des maladies du foie sur la marche des traumatismes n'a été vraiment mise en lumière qu'en 1875, par M. Verneuil, dans une communication au congrès de Bruxelles.

Avant lui Norman Chevers avait inséré, dans le Guy's Hospital Reports (2), un mémoire sur certaines causes de mort après les lésions traumatiques et les opérations chirurgicales dans les hôpitaux de Londres, dans lequel l'auteur posait en principe que la plus grande partie des sujets qui succombaient aux effets secondaires des lésions mécaniques sont atteints d'inflammations viscérales graves. Malgaigne, dans son Journal de chirurgie, a traduit ce remarquable travail : « Depuis longtemps, dit le chirurgien anglais, je suis arrivé à l'entière conviction que, non seulement la plus grande partie des morts, à la suite de blessures, dans les hôpitaux de Londres, sont dues à une af-

(1) Berger. — Th. agrég., 1875, p. 7.
(2) 2e série, t. I, p. 78.

fection de ces organes (reins, foie, rate), développée sous
l'influence de ces blessures mêmes, mais encore que toute
plaie et toute opération, si légères qu'elles paraissent, ris-
quent extrêmement de devenir fatales, quand les reins
souffrent le moins du monde d'une congestion aiguë ou de
quelque chose d'approchant ; et, bien que mes données
soient incomplètes sur ce point, je pense qu'on peut en dire
autant des cas où il existe une maladie de la rate ou du
foie... Ce n'est pas à dire que toute opération ou blessure
sera certainement mortelle chez tout individu atteint d'une
maladie des reins ou d'un autre viscère ; seulement il est
nécessaire de montrer quelles violences légères donnent
souvent naissance à des désordres mortels dans les cas de
cette nature. » N. Chevers avait donc bien saisi l'influence
que les lésions viscérales exercent sur la marche des lésions traumatiques ; il avait également vu que la mort,
dans les maladies chirurgicales, était bien souvent causée
par des lésions internes. Il est regrettable que son travail,
où se trouvent de nombreux documents sur les affections
rénales à l'appui de ses assertions, ne contienne que des
données incomplètes sur les maladies du foie et de la rate.

En 1867, James Paget, frappé des revers inattendus qui
succèdent à des blessures ou à des opérations légères, et
poursuivant les mêmes recherches que M. Verneuil, pu-
bliait trois remarquables leçons cliniques sur les risques
des opérations. Voici ce que l'auteur dit à propos des dangers opératoires chez les sujets atteints de maladie du foie :
« Parmi les affections des organes digestifs qui surviennent assez fréquemment pour devenir des chances de mort
après les opérations, je soupçonne qu'aucune n'a une plus
grande influence que celles du foie.... Comme règle générale, craignez d'opérer ceux dont les sécrétions biliaires

sont habituellement anormales ou qui ont eu la jaunisse, ou ceux qui ont le teint blême, sombre, la peau sèche, les capillaires sanguins de la face dilatés, les conjonctives jaunâtres, injectées, signes qui annoncent communément ce que l'on appelle *un foie inactif*. Beaucoup de personnes de cette dernière classe ne sont pas sobres ; beaucoup sont sédentaires et indolentes ; beaucoup souffrent habituellement d'hémorroïdes ; probablement toutes ont de la pléthore abdominale ; probablement aussi tous leurs organes digestifs fonctionnent aussi mal que leur peau. Mais, quel que soit le défaut spécial de ces organes, il est certain que les opérations pratiquées sur ceux qui les ont s'accompagnent de risques dépassant la moyenne, et que, lorsque vous êtes obligé de les opérer, il faut toujours le faire avec plus de soin et de prudence qu'à l'ordinaire.

Il y a encore des maladies du foie plus graves que celles-là, et auxquelles vous devrez prendre garde : en particulier, l'hypertrophie du foie, qu'il soit amyloïde ou gras, et qui souvent coïncide avec les affections chroniques des os chez les enfants et les jeunes gens. C'est, sans aucun doute, une cause fréquente de mort après les résections et les amputations dont la mortalité chez les enfants en bonne santé est si minime : chez les uns, elle semble simplement empêcher la guérison, et ils meurent lentement épuisés ; chez d'autres, je pense que vous trouverez en elle la raison principale de la cicatrisation défectueuse qui conduit aux hémorrhagies secondaires. La crainte de semblables conséquences doit vous faire adopter comme règle de ne jamais opérer pour des affections chroniques des os ou des articulations, sans avoir examiné le foie avec un soin tout spécial. »

Nous n'avons pas craint de rapporter tout au long ces

remarquables pages qui viennent si bien à l'appui des idées que nous cherchons à défendre.

En dehors de la thèse de M. Longuet, nous n'avons trouvé aucun autre travail sur le même sujet. M. Pouget, dans sa thèse inaugurale (1), insiste seulement sur les hémorrhagies et l'érysipèle dans leurs rapports avec la cirrhose.

Le travail de Longuet, beaucoup plus étendu et plus important, tend à montrer les relations entre les maladies du foie et le traumatisme; l'auteur conclut que les sujets atteints de lésions chroniques du foie ne résistent pas au traumatisme comme les sujets sains ; que chez eux la réparation des tissus blessés est presque toujours entravée par des complications graves. Il est à regretter, ainsi que l'a fait remarquer M. Bouilly dans une excellente revue critique (2), qu'un certain nombre d'observations sur lesquelles s'appuie l'auteur ne soient pas du tout probantes. Plusieurs sont des cas de traumatisme entraînant une mort rapide, mais c'est chez des alcooliques avérés, dont quelques-uns même meurent de délirium tremens.

Dans d'autres observations on trouve, à côté de l'altération graisseuse du foie, des lésions anatomiques graves : ici, une péritonite (obs. 4) ; là, à la fois, une pleurésie, une pneumonie et une péritonite (obs. 9) ; ailleurs, une péritonite et une dégénérescence amyloïde des reins (obs. 18). Il est donc impossible, au milieu d'altérations si complexes, de rendre la lésion hépatique seule responsable, soit des accidents survenus pendant la vie, soit de la terminaison

(1) Des divers accidents liés aux maladies du foie dont plusieurs intéressent la chirurgie. Paris, 1876.

(2) Des rapports du traumatisme et des affections constitutionnelles, in Arch. méd., 1877.

fâcheuse. De plus, dans les observations que M. Longuet
a empruntées à divers auteurs, l'autopsie est incomplète,
et l'examen histologique du foie n'a pas été pratiqué.
M. Longuet reconnaît lui-même ces desiderata. Il est
juste cependant de dire qu'à côté de ces cas très discuta-
bles, sont rapportées quelques observations très probantes.
C'est ainsi que, dans l'observation VII, on voit un blessé
atteint d'une fracture simple de la jambe succomber au
bout de six semaines, et, à l'autopsie, on ne trouve d'autre
lésion viscérale qu'une cirrhose avancée du foie. De même
dans l'observation XIX, à la suite d'une opération de castration pour une tumeur du testicule, se développe un
phlegmon sous-péritonéal auquel succombe le malade, et
l'on trouve seulement, pour expliquer ces accidents, une
sclérose diffuse hypertrophique du foie avec périhépatite
ancienne. Plus loin, une éraflure légère de la jambe, chez
un homme jeune encore, est immédiatement suivie de
phlegmon érysipélateux et de lymphangite grave ; le blessé
se défend absolument de toute habitude alcoolique et de
toute maladie antérieure, il a eu seulement depuis six ans
des épistaxis très rebelles, se renouvelant chaque année.
Il succombe au bout de dix-huit jours dans l'adynamie,
après avoir offert des épistaxis, une hémorrhagie veineuse
abondante, de l'ascite et de l'œdème des jambes (symptômes qui avaient fait diagnostiquer une affection hépatique), et l'autopsie montre que le foie est atteint d'une cirrhose avancée ; il n'y avait d'autre lésion viscérale qu'une
splénisation du lobe inférieur du poumon droit. Voilà des
cas où éclate clairement la relation entre la gravité extrême
de traumatismes légers, et les altérations antérieures profondes du foie.

Au point de vue spécial de l'influence de la stéatose sur

les lésions chirurgicales, le travail de M. Longuet renferme peu de faits probants ; nous n'en trouvons que trois
qui nous semblent être exempts de toute critique (obs. 17,
25 et 26). Nous résumons ici une de ces observations.

OBSERVATION X.

Ostéite du tarse. — Amputation de la jambe. Hémorrhagies secondaires. — Dégénérescence graisseuse du foie (obs. XXVI de la thèse
de Longuet, résumée).

Un homme de 34 ans, sculpteur, entre à l'Hôtel-Dieu dans le service de M. Guérin. Il est habituellement bien portant et a pu faire
un service de six ans dans l'artillerie sans en avoir souffert.

C'est en 1872 qu'il a commencé à souffrir au niveau du cou de
pied ; la marche devint graduellement plus pénible ; il dut s'aliter pendant sept ou huit mois, puis alla de mieux en mieux jusqu'en
1875.

Au mois d'octobre de la même année, les douleurs reparurent et
un abcès se forma un peu au-dessus de la malléole interne ; puis un
second abcès s'ouvrit au-dessus du premier ; c'est à ce moment qu'il
entra à l'Hôtel-Dieu.

C'est un homme pâle, lymphatique, mais bien musclé. Il ne tousse
pas.

Le pied droit est le siège d'un gonflement qui s'étend de la base
des malléoles jusqu'aux articulations médio-tarsiennes. Orifice
fistuleux au niveau de la malléole interne. Le tibia et le péroné sont
atteints dans leur extrémité inférieure.

Quelque temps après son entrée, les abcès du dos du pied étant
devenus plus volumineux et le bas de la jambe étant gonflé et douloureux, on décida l'amputation.

Elle est pratiquée le 15 mai au lieu d'élection. On est obligé de
faire un grand nombre de ligatures ; le malade ne perd pas une
grande quantité de sang. Pansement ouaté.

L'examen du membre enlevé montre une double fusée purulente
au-dessus des malléoles et une ostéite simple des os de la jambe et
des os de la première rangée du tarse.

Gauchas.   6

Le lendemain de l'opération le malade souffre de son moignon ;
du sang a traversé le pansement. On le défait et on est obligé d'endormir le malade et d'enlever les sutures du moignon dont la cavité est remplie de caillots adhérents aux muscles. Une artère jumelle, dont le fil était détaché, est liée de nouveau et le sang sortant abondamment par des vaisseaux vraiment capillaires, on est contraint de faire environ une *trentaine de ligatures*. Le malade, très fatigué par cette opération qui avait duré deux heures, vomit toute la journée.

Les jours suivants (17 et 18 mai) l'état général reste mauvais ; le malade ne dort pas, il ne prend presque rien et continue de vomir. Puis il est pris de difficulté pour respirer sans que l'auscultation puisse révéler autre chose qu'une diminution du murmure vésiculaire. Il s'affaisse de plus en plus.

Le 21 mai, le pansement ouaté est de nouveau traversé par du sang qui a une odeur fétide. Le pouls est petit et fréquent. Le malade dans la journée est pris de délire, et, après une syncope dont on parvient cependant à le tirer, il tombe dans le coma et meurt.

Autopsie. — Cerveau sain ; poumons légèrement congestionnés ; rien au cœur ni dans les autres viscères.

Foie petit, pesant 1.100 grammes seulement ; il est lisse, non granuleux et a une teinte feuille morte pâle. Il est *manifestement gras*.

Dans le moignon on constate que les ligatures ont bien tenu ; le sang a dû couler en nappe. Mais les caillots dans les artères tibiales et la péronière sont mal formés, petits, mous, sans adhérence aux parois des artères dont ils ne remplissent pas le calibre Or l'amputation remonte à sept jours. Il est de toute évidence qu'une hémorrhagie secondaire eût suivi la chute des fils.

Examen histologique du foie par M. Longuet. — A l'état frais le raclage d'un petit fragment du foie donne une sorte de bouillie graisseuse au milieu de laquelle on trouve quelques cellules hépatiques complètes. Ces cellules ont toutes subi une dégénérescence graisseuse des plus marquées. Leur volume a diminué considérablement ; leur noyau est atrophié, très granuleux et le protoplasma contient de fines granulations graisseuses.

Sur les coupes, les îlots hépatiques conservent leur forme, mais semblent très petits. La dégénérescence graisseuse affecte toutes les cellules presque sans exception, mais elle est beaucoup plus marquée à la phériphérie du lobule et au centre autour de la veine afférente. Le tissu conjonctif périlobulaire n'est pas hypertrophié.

Les canaux biliaires sont atrophiés; leur calibre a diminué de près de moitié.

C'est un type de dégénérescence granulo-graisseuse.

Voilà une observation des plus instructives, où la filiation des accidents est aisée à établir : sous l'influence de la lésion osseuse ancienne a dû se développer une infiltration graisseuse du foie que les hémorrhagies secondaires après l'amputation sont venues révéler ; mais par le fait même de ce tranmatisme la lésion viscérale a été rapidement aggravée : une dégénérescence granulo-graisseuse a achevé de détruire les cellules hépatiques et le malade, déjà épuisé par des hémorrhagies successives, a succombé à la lésion du foie. C'est cette lésion qui a été la cause de l'insuccès opératoire.

Nos deux observations XVII et XVIII, que l'on trouvera au chapitre III de cette deuxième partie, ont une grande analogie avec la précédente.

Voici encore deux observations que nous devons à l'obligeance de M. Verneuil ; elles montrent quelle gravité les affections chirurgicales acquièrent dans les cas où le foie est profondément stéatosé et combien alors la moindre intervention peut être rapidement funeste.

OBSERVATION XI.

Collection purulente de la fosse iliaque. — Ponction incision et drainage. Hémorrhagie veineuse considérable. — Mort. —A l'autopsie stéatose complète du foie.

Lehet (Désirée), âgée de 37 ans, n° 6, Saint-Augustin. — Après avoir passé plusieurs mois dans un service de médecine, cette femme est reçue dans notre salle au commencement de janvier 1880. pour une collection fluctuante de la fosse iliaque, accompagnée de très vives douleurs.

Autrefois grande et forte, elle est maintenant épuisée par une année de souffrance, amaigrie, pâle, d'apparence profondément cachectique. La collection purulente qui occupe la fosse iliaque gauche est assez volumineuse, elle siège certainement au-dessus du fascia iliaca et intéresse les fibres du psoas ; la cuisse gauche, fléchie sur le bassin, est dans la rotation en dehors. Tout donnait donc lieu de croire à un abcès d'origine osseuse dont je cherchais en vain le point de départ. Je m'arrêtai au diagnostic d'abcès de la fosse iliaque causé par une ostéite de la face interne de l'os.

La malade souffrait beaucoup ; il y avait indication de faire une ponction qui pouvait du reste éclairer le diagnostic. Elle fut pratiquée avec l'appareil Dieulafoy ; elle nous donna cinq cent grammes environ d'un liquide trouble, légèrement teinté par le sang et ne contenant que quelques leucocytes. Ce liquide se reproduisit très rapidement ; les douleurs reparurent aussi fortes ; un certain degré d'œdème du membre fit penser qu'il était utile de donner un écoulement plus facile à la collection et je résolus d'en faire le drainage.

La malade étant soumise à la chloroformisation, je pus faire un examen plus complet et je constatai, par le toucher vaginal, une collection du petit bassin ; elle communiquait évidemment avec celle de la fosse iliaque et paraissait siéger au niveau de la surface quadrilatère qui, sur la face interne de l'os coxal, correspond à la cavité cotyloïde. Je passai à travers la tumeur un drain qui servit à faire des injections antiseptiques dans le foyer.

Mais, malgré tout, notre malade continua à baisser de jour en jour ; l'œdème du membre inférieur augmenta considérablement et je pus annoncer une trombose de la veine iliaque ou de la veine fémorale. La fièvre était modérée ; il n'y avait pas d'albumine dans les urines ; pas de signes de tubercules pulmonaires. Mais cette malade devait bien certainement avoir des lésions viscérales échappant à l'examen : un foie gras ou des tubercules dans les poumons, peut être même quelque altération rénale.

La petite opération que j'avais pratiquée était donc inutile, peut être même un peu nuisible. Un accident ultime, bien rare dans ces cas d'abcès ossifluents, vint précipiter le dénouement : la veille de sa mort une grande quantité de sang sortit par les drains. Elle présenta aussitôt la dépression et l'abaissement de température qui suivent les hémorrhagies abondantes et mourut le lendemain matin.

Autopsie. — Comme nous l'avions reconnu pendant la vie, il existait deux cavités purulentes communiquant ensemble, une dans la fosse iliaque, l'autre dans le petit bassin ; elles contenaient un gros amas de caillots sanguins.

Le fond de la cavité cotyloïde était largement perforé ; il y avait donc une coxalgie que nous avions méconnue ; le fond du cotyle avait été détruit et le pus formé dans l'articulation s'était fait jour du côté de la face interne du petit bassin. Cette lésion est rare, je l'ai rencontrée une fois chez un enfant ; je ne pouvais guère y songer chez une femme de 37 ans.

La veine fémorale était thrombosée à son origine. L'artère était intacte ; l'iliaque elle-même put être suivie à travers le foyer jusqu'à l'aorte. Mais il n'en était pas de même de la veine iliaque externe qu'on n'a pas pu retrouver et qui avait été détruite sur une longueur de plusieurs centimètres. Il est certain que l'hémorrhagie des derniers jours s'était faite par l'un des bouts de cette veine, probablement par le bout central.

Le *foie* était *complètement stéatosé*, et cependant il n'y avait pas de tubercules dans les poumons, nulle part de fistules purulentes, toutes causes fréquentes de la dégénérescence graisseuse de ce viscère. Un des uretères, le gauche, était très notablement dilaté par l'obstacle que la collection apportait au cours de l'urine.

Réflexions. — En somme, notre intervention a pu abréger la vie de cette femme, mais elle était imposée par la douleur ; la chirurgie n'est, en vérité, pas responsable de ce revers. Une incision faite avec toutes les précautions antiseptiques ne saurait causer la mort chez un individu dont les viscères sont normaux, mais avec des organes malades, avec un foie si profondément stéatosé, tout expose à la mort.

Sans doute notre malade est morte des lésions que nous avons constatées, mais qu'est-ce qui a hâté le dénouement ? C'est une hémorrhagie. Affaiblie comme elle l'était, elle ne pouvait supporter une perte d'au moins cinq à six cents grammes de sang. Or, à mon avis, cette hémorrhagie doit être mise sur le compte de l'altération hépatique qui en est tout entière responsable. Rien n'est plus rare en effet que l'ouverture d'un vaisseau par un abcès froid. Ici la veine iliaque était comprise dans le foyer, elle faisait partie de sa paroi ; elle était donc dénudée et privée de la protection des tissus ambiants. La dénudation des vaisseaux, presque innocente quand le blessé est sans fièvre, devient un fait menaçant quand la température s'élève. Or, ici, la fièvre était modérée ; elle a pu être pour quelque chose, mais pour bien peu dans la destruction de la veine iliaque ; c'est surtout à l'altération hépatique qu'il convient d'imputer cet accident. Ce n'est pas un cas isolé ; j'en ai déjà observé un assez grand nombre pour ne pas hésiter à soutenir cette affirmation.

Alors même que nous eussions diagnostiqué l'affection de la hanche, la moindre intervention chirurgicale du côté de la jointure aurait causé rapidement la mort. Avec une semblable lésion viscérale on est pour ainsi dire mort d'avance : le moindre traumatisme précipite la terminaison fatale.

OBSERVATION XII.

Abcès de la cuisse. — Œdème des membres inférieurs. — Diarrhée incoercible. — Incision et drainage. — Mort. — Foie volumineux et très gras.

L... (Julia), 36 ans, entre le 2 octobre 1880, salle Saint-Augustin, n° 28.

Cette femme souffrait depuis quelque temps de la cuisse gauche qui présentait un œdème assez notable dans la partie supérieure ; en même temps il existait aussi de *l'œdème* des jambes des deux côtés. Ces accidents étaient survenus à la suite d'un accouchement.

On percevait au-dessus de l'arcade de Fallope un empâtement profond qui pouvait faire penser à une inflammation des ganglions iliaques.

La malade avait de la fièvre, une anorexie complète et en même temps une *diarrhée rebelle*. Il devait y avoir un foyer purulent.

Après l'avoir inutilement cherché au pli de l'aine et au creux poplité, on le trouva à la partie postéro-externe de la cuisse.

Le 24 novembre, une incision donna issue à une grande quantité
de pus; un drain est placé dans le foyer qui est désinfecté avec
le plus grand soin.

L'amélioration qui en résulta fut de courte durée : au bout de
quelques jours les phénomènes graves reparaissent; la diarrhée se
reproduit, résistant à tout traitement.

A la visite du 29 novembre, la malade a le ventre tendu, doulóu-
reux; le facies grippé; des vomissements viennent compléter ces
signes d'une péritonite qui indiquait bien que l'origine de l'abcès
était dans le bassin.

Les symptômes de péritonite s'accentuèrent rapidement et la malade succomba le 1er décembre.

Dès le début, M. Verneuil avait porté un pronostic des plus
mauvais : la perte d'appétit, la diarrhée si persistante, existant
déjà avant l'ouverture du foyer; enfin l'œdème des membres inférieurs lui avait fait diagnostiquer une dégénérescence graisseuse
du foie, bien que l'exploration de la région hépatique, rendue difficile d'ailleurs par l'épaisseur des parois abdominales et le ballonnement habituel du ventre, ait été négative.

L'autopsie montra que l'abcès avait son point de départ dans le
psoas ; ce muscle était en partie détruit. Le foyer, se vidant probablement mal, s'était ouvert consécutivement dans le péritoine ;
la cavité abdominale renfermait une grande quantité de pus sans
lésions bien prononcées de péritonite.

Le *foie* était *énorme*, pesait 3,000 grammes; il était jaune, très
friable, dans un état de *dégénérescence graisseuse complète*.

Dans la clinique qu'il fit à l'occasion de ce fait, M. Verneuil rap-
porta à l'altération graisseuse du foie la gravité de la lésion locale
qui, par elle-même, était susceptible de guérir. L'ouverture des
abcès de la fosse iliaque dans la cavité abdominale est chose peu
commune, surtout ceux qui, comme c'était ici le cas, suivent la
gaîne du psoas. Mais, ajouta M. Verneuil, chez les sujets qui ont
une telle altération de la glande hépatique, les tissus résistent
mal; ils ont perdu leur vitalité et se laissent facilement détruire
par la suppuration. C'est ce qui est arrivé chez cette malade : l'ab-

cès a franchi la forte aponévrose qui lui servait de barrière et s'est ouvert dans la cavité péritonéale.

C'est aussi dans l'état mauvais des viscères, du foie en particulier, qu'il faut souvent chercher la cause des insuccès opératoires. Voilà pourquoi les grandes opérations pratiquées chez les sujets épuisés par une longue suppuration ne réussissent habituellement pas. L'observation suivante en est un exemple ; comme elle est relatée dans la thèse de notre ami M. Bruchet, qui l'a complétée avec les notes que nous lui avons remises, nous en donnons seulement un résumé.

OBSERVATION XIII.

Ostéo-arthrite du genou. — Suppuration et ouverture de l'articulation. — Infiltration purulente de la cuisse et de la jambe. Amputation tardive. — Mort. — Foie gras. — (Observation XVI de la thèse de Bruchet, résumée).

D... (Célestin), 18 ans, entre le 26 octobre dans le service de M. Verneuil, salle Saint-Louis, n° 8.

L'affection du genou qu'il offre remonte à un an ; après des alternatives d'aggravation et d'amélioration, il dut reprendre le lit qu'il n'a guère quitté depuis trois mois.

Le genou est très tuméfié ; il n'y a pas d'œdème notable de la cuisse ou de la jambe. L'état général est assez bon ; il n'y a pas de véritables signes antérieurs de scrofule, pas d'amaigrissement bien notable. M. Verneuil, après avoir constaté l'existence de l'ostéo-arthrite, fait appliquer un appareil ouaté compressif. Peu de temps après, une ouverture spontanée se produit au niveau du cul-de-sac supérieur de la synoviale, il s'écoule une grande quantité de pus. On applique un nouvel appareil. L'état général est assez bon ; la figure est cependant pâle et un peu amaigrie. Dans le courant du mois de décembre, les désordres articulaires se sont peu aggravés, mais à la fin du mois des douleurs et de la fièvre se montrent.

Le 2 janvier, l'appareil enlevé, on trouve une énorme quantité de pus fétide et plusieurs décollements. On fait des incisions et un drainage et on emploie un pansement antiseptique.

Le mois suivant, la suppuration, un moment diminuée, reparaît assez abondante et épuise le malade ; chaque soir la température atteint 39°, souvent 40°. Les douleurs sont excessives. Malgré les soins, M. Verneuil est obligé de débrider largement au thermocautère les trajets qui donnent passage aux drains. La fièvre diminue. Mais l'œdème envahit les membres inférieurs ; il n'y a pas d'albumine dans l'urine ; celle-ci est très chargée, riche en urates et acide urique.

Le jeune malade est très amaigri, blême, épuisé par la septicémie qui résulte des infiltrations purulentes du mollet et de la cuisse.

M. Verneuil finit par lui faire accepter l'amputation de la cuisse. Elle est pratiquée le 25 mars. Pansement antiseptique ouvert.

29 mars. Etat général mauvais ; langue sèche ; température élevée ; anurie presque complète. L'œdème a envahi la jambe et la cuisse gauches. On ne sent pas de cordon dur sur le trajet de la saphène ni de la fémorale. Le malade se plaint vivement du mollet. Taches nombreuses de purpura sur la jambe et la cuisse.

31 mars. Mort. Il n'y a pas d'albumine dans l'urine contenue à ce moment daus la vessie.

Autopsie. — Le foie pèse 2,800 grammes ; il est hypertrophié, légèrement jaunâtre et semble moins gras que l'on pouvait s'y attendre eu égard à la durée et à l'abondance de la suppuration ; sa couleur se rapproche de celle du foie muscade.

Les reins sont volumineux ; la substance corticale est pâle, un peu jaunâtre.

Les poumons sont absolument sains. Pas de tubercules.

La fibre musculaire du cœur est pâle, l'endocarde coloré par imbibition.

La veine fémorale gauche est thrombosée ; la droite est saine.

Examen histologique. — Le foie est le siège d'une infiltration graisseuse avancée, cependant la disposition lobulaire est conservée ; dans la plupart des lobules l'infiltration est générale et s'étend jusqu'au centre, dans quelques-uns elle est limitée à la périphérie.

On peut noter dans ce foie tous les états intermédiaires entre l'envahissement complet par la graisse et l'état normal

Le parenchyme est très anémié, on ne trouve pas d'extravasations sanguines. Il n'y a pas de lésions des espaces portes ni des canalicules biliaires.

L'état des reins est longuement décrit dans l'excellent travail de M. Bruchet; ils étaient atteins de néphrite épithéliale au début.

Ainsi voilà une série de faits où l'influence fâcheuse de la stéatose hépatique sur la marche des affections chirurgicales est de toute évidence. Il n'y a rien là qui doive surprendre. En effet, comme toutes les affections du foie qui aboutissent à la destruction des cellules sécrétoires et par là même à l'anéantissement des fonctions physiologiques de ce viscère (cirrhose, cancer, kystes hydatiques), la stéatose, lorsqu'elle est considérable, retentit profondément sur l'économie tout entière. Le traumatisme atteint alors un individu malade (car alors même qu'il semble sain, l'hépatique n'en est pas moins en imminence morbide et le plus léger choc traumatique suffira souvent pour révéler l'affection latente), un individu dont les tissus ne reçoivent qu'une nutrition insuffisante. Les conditions de la réparation étant ainsi troublées, la lésion chirurgicale subira l'effet de l'affaiblissement de l'économie, aussi bien ici que dans la glycosurie, l'albuminurie, la leucémie, maladies qui toutes aboutissent à ces états dyscrasiques que l'on désigne sous le terme commun de cachexie.

Ainsi donc : retard ou lenteur de la cicatrisation des plaies ; abondance de la suppuration ; affaiblissement de la vitalité de tous les tissus; dangers de l'intervention chirurgicale, tels sont les effets de la stéatose du foie comme de toutes les lésions viscérales amenant un état dyscrasique.

Cette atonie des plaies d'une part, l'état général du blessé d'autre part, suffisent à nous rendre compte de la facilité avec laquelle surviennent chez les hépatiques diverses complications, et aussi de la gravité énorme que celles-ci peuvent aquérir.

CHAPITRE II.

INFLUENCE DE LA STÉATOSE HÉPATIQUE SUR LES COMPLICATIONS DES BLESSURES.

C'est un fait avéré que les lésions organiques du foie impriment aux complications qui naissent sous leur influence un cachet tout spécial. M. Longuet a fait ressortir ce point, qui est ici de la plus haute importance. En effet, une objection bien naturelle doit se présenter à l'esprit : la stéatose du foie étant une affection secondaire, pourquoi lui attribuer une influence qui pourrait tout aussi bien être mise sur le compte de l'état dyscrasique qui a produit ladite affection? M. Longuet va lui-même au devant de cette objection en montrant que dans toutes les complications qu'il cite on trouve au plus haut degré la griffe des lésions hépatiques seules.

Il est donc inutile, ainsi qu'il le fait très justement remarquer (1), de remonter à la cause première, puisque, par elle-même, l'affection du foie suffit à expliquer les modi-

(1) Loc. cit., p. 93.

fications pathologiques observées. Donc que la stéatose
soit due à l'alcool ou à tout autre poison, qu'elle soit le
résultat d'une suppuration prolongée, peu importe. L'é-
tude des faits nous montre que les complications, chez
l'hépatique, ont une physionomie propre, à tel point que
dans certains cas celles-ci permettent de soupçonner la lésion viscérale alors qu'elle ne s'accuse par aucun symptôme. Nous avons vu plusieurs fois, pour ne citer qu'un
exemple, M. Verneuil affirmer l'existence d'une lésion hépatique chez des blessés qui avaient des hémorragies secondaires que rien ne pouvait expliquer, et l'autopsie ve-
nait montrer l'exactitude de ce diagnostic.

Nous ne voulons pas dire que les complications qui surviennent du fait de la lésion hépatique lui appartiennent
exclusivement et ne puissent être rencontrées dans d'autres
états constitutionnels, car il serait facile de montrer que
l'alcoolisme, entre autres, imprime aux lésions traumatiques des modifications qui ont plus d'un caractère commun avec celles que nous relevons chez les hépatiques.

Examinons maintenant les faits et voyons quelles complications peuvent être légitimement rapportées à l'affection hépatique qui nous occupe.

Celles-ci peuvent être rangées sous deux chefs : d'une
part ce sont des *inflammations diffuses* de la peau et du
tissu conjonctif sous-cutané ou profond (lymphangite,
phlegmon diffus, érysipèle phlegmoneux); d'autre part,
et plus fréquemment encore peut-être, nous notons des
hémorrhagies.

Voici quelques observations où l'on voit se développer
des inflammations graves et de mauvaise nature, qui relèvent évidemment d'une stéatose avancée du foie.

Observation XIV.

Ancienne affection du genou chez un scrofuleux. Arthrite traumatique
récente de cette articulation.— Lymphangite phlegmoneuse. — Septicémie lente. — Mort. Foie gras. (Observ. XVII de la thèse de Longuet, résumée.)

Un homme de 27 ans, d'apparence scrofuleuse, a été atteint,
dans son enfance, d'une lésion osseuse indéterminée, au niveau de
la jambe gauche, et qui lui a laissé une certaine difficulté dans la
marche.

Le 2 janvier 1875, il fit une chute, et put cependant faire immédiatement après une très longue course; mais les jours suivants il
dut suspendre son travail.

Le membre inférieur gauche présente deux cicatrices : une à la
cuisse au-dessus du condyle interne du fémur, l'autre à l'angle supérieur du creux poplité ; celle-ci est déprimée ; le fond est ulcéré
et un trajet fistuleux qui existe depuis longtemps laisse suinter une
assez grande quantité de sérosité. De plus, le genou, gonflé,
tendu, chaud, douloureux, est le siège d'un épanchement articulaire qui probablement se vide par la fistule.

Etat général peu satisfaisant. C'est un type de scrofuleux.

M. Verneuil porte le diagnostic : entorse du genou; réveil probable d'anciennes lésions articulaires.

Le 13 janvier. Etat général mauvais; le malade a commis l'im-
prudence de se lever ; nouvelle poussée inflammatoire. Délire.

Les jours suivants, alors que le délire a disparu et que l'état général semble s'améliorer, on assiste au développement d'une *lymphangite phlegmoneuse* qui s'étend du jarret jusqu'à l'aine; la
cuisse, la jambe, le pied deviennent énormes et s'œdématient
(thrombose probable de la veine poplitée).

Le 20 janvier, M. Verneuil ouvre une vaste collection purulente
qui a décollé les téguments autour du genou. L'amputation, qui
serait la seule ressource, est impossible à cause de l'existence de
l'érysipèle phlegmoneux (c'est plutôt une lymphangite bâtarde
qu'un érysipèle franc).

Les jours suivants, un peu d'amélioration; mais bientôt, abaissement de la température alors que l'état local devient de plus en plus mauvais. Le malade est à demi somnolent; il s'affaisse graduellement et meurt le 30 janvier.

Autopsie. — Rien dans les poumons ; rate volumineuse, légèrement amyloïde. Rein gras ; les cellules épithéliales des tubuli sont presque toutes infiltrées de très fines granulations graisseuses.

Foie de volume normal, mais dur et résistant, jaunâtre ; il paraît légèrement gras et surtout sclérosé. L'examen microscopique montre une cirrhose interstitielle avancée ; les lobules ont peu diminué de volume. Les cellules hépatiques sont les unes atrophiées, les autres remplies d'un gros bloc de graisse ; leur noyau est atrophié, quelques-unes cependant sont intactes.

OBSERVATION XV.

Fracture compliquée de la jambe. — Phlegmon diffus, gangréneux. — Mort. — Foie très hypertrophié et complètement graisseux. (Obs. VI de la thèse de Longuet, résumée).

Un homme âgé de 25 ans, dans une chute se fait une fracture bimalléolaire avec plaie à la partie externe; il y a une luxation du pied en dehors. La réduction faite, le membre est placé dans une gouttière et soumis à l'irrigation continue.

Deux jours après (22 mars), fièvre assez violente ; rêvasseries, agitation, quelques légers frissons.

Le 24. Frissons et douleurs vives ; rougeur autour de la plaie.

Le 26. La rougeur et le gonflement ont gagné toute la jambe et le genou ; traînées rougeâtres à la face interne de la cuisse avec engorgement ganglionnaire au pli de l'aine.

Le 27. Larges incisions qui donnent issue à du pus ; délire violent pendant la nuit, malgré l'administration de l'opium.

Les jours suivants, aggravation de l'état général ; des plaques de sphacèle apparaissent sur le membre blessé ; le malade succombe le 30 mars.

Autopsie. — Lésions habituelles du phlegmon diffus sus-aponévrotique, étendu à tout le membre.

Congestion pulmonaire intense. Atrophie de la substance corticale des reins. Rien au cœur ni au cerveau.

Foie énorme, complètement graisseux, ce qui fait supposer que
cet homme était alcoolique bien que, de son vivant, il eût nié tout
excès de boissons.

Nous pourrions citer d'autres cas. La thèse de M. Longuet renferme encore deux observations où l'on voit se développer : dans l'une, un phlegmon diffus grave à la suite
d'une fracture compliquée de la jambe ; l'amputation de
la cuisse pratiquée in extremis est suivie de mort ; dans
l'autre, c'est à la suite d'une simple écorchure que se montre une angioleucite qui détermine rapidement un état des
plus graves ; le malade meurt de délirium tremens. Dans
ces deux cas le foie est trouvé complètement stéatosé. Mais
comme les symptômes observés et les lésions anatomiques
concomitantes montrent qu'il s'agit d'alcooliques avérés,
elles n'ont pour nous qu'une valeur relative. Dans ces
cas d'alcoolisme avancé, tous les organes, tous les tissus
sont plus ou moins atteints ; il serait alors peu logique de
rendre seule responsable des complications qui se montrent la lésion hépatique constatée à l'autopsie.

Nous arrivons à une des complications les plus fréquentes peut-être, et qui est bien véritablement une des conséquences des lésions organiques du foie : *l'hémorrhagie*.

Des faits nombreux sont venus montrer la relation qui
existe entre les maladies du foie et les hémorrhagies, relation nettement formulée pour la première fois par Mon-
neret en 1854. (1) La thèse de M. Pouget contient plusieurs
exemples d'hémorrhagies liées à la cirrhose ; nous en trou-

(1) Archives générales de médecine, 5ᵉ série, t. III, p. 654.

vons aussi de très remarquables dans la thèse de M. Longuet. Bien des hypothèses ont été émises sur la pathogénie
de ces hémorrhagies ; c'est aux altérations du sang qui
résultent des troubles fonctionnels du foie qu'il convient de
les rapporter : mais peut-être faut-il aussi tenir grand
compte de l'état des vaisseaux. Tous les états dyscrasiques
amènent en effet des lésions régressives dans les divers
tissus ; les capillaires n'échappent pas à ces dégénérescen-
ces ; ces altérations secondaires des vaisseaux doivent jouer
un certain rôle dans la production des hémorrhagies.

Quoi qu'il en soit, l'altération du sang se révèle cliniquement ici par la difficulté avec laquelle celui-ci se coagule.
Dans plusieurs observations des thèses précitées nous
trouvons notée l'absence de caillots dans les artères qui
ont été liées : voilà une cause fréquente d'hémorrhagie secondaire. Ailleurs, l'hémorrhagie se fait en nappe à la surface de la plaie. C'est ce que nous avons vu dans l'observation X, rapportée plus haut : à deux reprises différen-
tes, des hémorrhagies secondaires se sont produites à la
surface du moignon ; elles ont été en partie la cause de la
mort ; le foie était complètement stéatosé ; le malade n'était
pas alcoolique ; enfin il n'y avait pas d'autre lésion viscérale.

Voici une observation que nous avons recueillie et qui
montre également la relation entre la stéatose hépatique et
les hémorrhagies.

OBSERVATION XVI (personnelle).

Fracture de jambe compliquée. — Sphacèle des bords de la plaie; fusées purulentes. Hémorrhagie secondaire. Amputation. — Nouvelle hémorrhagie. — Mort par adynamie. — Cirrhose et dégénérescence graisseuse du foie.

Théodore M..., 62 ans, menuisier, entre dans le service de M. Verneuil le 28 novembre 1881, salle Michon, n° 51.

Bonne santé habituelle, aucune maladie antérieure; pas d'habitudes alcooliques avouées.

La veille de son entrée à l'hôpital, il s'est fracturé la jambe à la partie inférieure; le fragment supérieur du tibia fait issue à travers une large plaie; hémorrhagie assez considérable.

État actuel.—Fracture sus-malléolaire compliquée, avec renversement du pied en dehors. La réduction, tentée à plusieurs reprises en ville, ne peut être obtenue que sous le chloroforme.—Appareil plâtré. Opium.

Les jours suivants, ascension rapide de la température; réaction fébrile très intense. Le malade est pâle, ce qui doit être attribué à la perte de sang.

5 décembre. Un peu de délire la nuit; on remarque un sphacèle des bords de la plaie. La température du soir dépasse 39°.

A partir du 7, amélioration de l'état général; la guérison sans intervention chirurgicale peut être espérée, la température oscille entre 37°,5 et 38°,5.

Le 14. Dans la nuit, *hémorrhagie abondante* au niveau de la plaie. A la visite du matin, l'appareil plâtré est retiré et on constate à la partie externe de la jambe une collection purulente qui a amené le décollement des téguments jusqu'au milieu du mollet.

Le 16. Le malade étant endormi, M. Verneuil reconnaît que la conservation du membre est impossible; il y a des fusées purulentes dans les parties profondes de la jambe. L'amputation est faite au lieu d'élection. Les artères sont athéromateuses; la tibiale postérieure, difficile à lier à cause de sa fragilité, donne beaucoup de sang. C'est sans doute à cet état athéromateux des artères

Gauchas.

7

qu'il faut attribuer le large sphacèle des bords de la plaie. Pansement ouaté.

Le malade allait très bien lorsque, deux jours après l'amputation, il est pris dans la nuit de douleurs vives dans le moignon, et, le lendemain matin (19 décembre), on trouve le pansement *traversé par du sang*. On fait une compression avec des bandes ; l'hémorrhagie s'arrête.

Le 21. On est contraint d'enlever le pansement ouaté ; la plaie est débarrassée des caillots et la pulvérisation phéniquée établie en permanence.

Le 22. Il n'y a pas eu de nouvelle hémorrhagie. Mais le malade est triste, abattu, très faible. La température est relativement basse (37°); le soir cependant elle remonte. Le malade s'éteint dans la nuit.

Autopsie. — Poumons emphysémateux, congestionnés à leur base. Pas de tubercules.

Cœur dilaté, mou, surchargé de graisse ; pas de lésions des orifices.

L'aorte et les gros troncs qui en partent sont athéromateux.

Du côté des viscères abdominaux, lésions plus marquées, mais anciennes ; les reins sont un peu atrophiés, leur surface est hérissée d'un grand nombre de petits kystes transparents, du volume d'un grain de millet. La capsule est assez adhérente, le tissu rénal est plus ferme qu'à l'état normal.

La rate est saine.

Le *foie*, un peu diminué de volume, pèse 1400 grammes ; sa couleur est d'un jaune foncé. Il est manifestement *gras*, mais de plus un peu *scléreux*. En effet, sa surface est inégale, hérissée de très petits mamelons, son tissu est résistant, surtout au niveau du bord antérieur. La capsule de Glisson est transparente, non épaissie ; au-dessous d'elle se dessinent de nombreuses arborisations vasculaires en forme d'étoiles. La coupe est sèche ; chaque îlot hépatique représente un point jaune entouré d'une zone grisâtre.

- Pas d'ascite.

Rien du côté du tube digestif.

Nulle part d'abcès métastatique.

L'articulation du genou du côté amputé est saine ; la veine fémorale n'est pas thrombosée.

Examen histologique. — Les coupes du parenchyme hépatique montrent une prolifération conjonctive assez marquée dans tous les espaces portes. Nulle part cependant le tissu conjonctif ne forme un anneau complet autour des lobules, mais sur beaucoup de points on voit se détacher des traînées conjonctives qui pénètrent assez loin dans les lobules voisins ou empiètent simplement sur leur périphérie.

Les cellules, dans tous ces points, sont dissociées et ont subi une dégénérescence granulo-graisseuse très avancée.

Partout elles renferment de fines granulations colorées en noir par l'acide osmique. Le noyau est granuleux et même a disparu dans un certain nombre d'entre elles; quelques-unes renferment du pigment biliaire.

L'altération graisseuse est d'autant plus prononcée que l'on se rapproche de la périphérie du lobule; celles du centre sont à peu près saines.

Il existe aussi un degré très marqué de congestion des capillaires intercellulaires.

En résumé, sclérose interlobulaire encore peu avancée avec dégénérescence graisseuse des cellules hépatiques portant surtout sur la périphérie des lobules.

Le *rein* est le siège d'une sclérose assez marquée occupant surtout les gros vaisseaux et la capsule de quelques glomérules. Il n'y a pas de lésion notable des épithéliums des tubes urinifères. Au reste, les urines n'ont pas présenté d'albumine.

Ainsi, d'une part, hémorrhagie abondante au moment de l'accident; puis hémorrhagies secondaires dont l'une, deux jours après l'amputation, alors que l'hémostase avait été faite avec un soin particulier. D'autre part, à l'autopsie, dégénérescence graisseuse du foie avec une cirrhose encore peu considérable, qui, d'ailleurs, ne s'était révélée par aucun symptôme. Il y a évidemment là autre chose qu'une simple coïncidence ; on doit y voir un rapport de cause à effet. Le blessé était-il alcoolique? Les lésions scléreuses du foie et du rein doivent-elles plutôt être mises sur le

compte de l'âge ? C'était un vieillard. Peu importe la cause ;
l'organe touché et profondément malade était le foie ; c'est
à lui que nous croyons légitime de rapporter ces hémorrhagies secondaires qui ont été pour beaucoup dans la terminaison funeste.

L'observation IV de la thèse de Longuet a beaucoup de
points communs avec la précédente : il s'agit d'un homme
de 45 ans, fortement constitué, bien portant, n'ayant, à
son dire, pas d'habitudes alcooliques. Il se fait une fracture de la jambe compliquée de plaie ; l'occlusion est pratiquée. Mais, néanmoins, une inflammation phlegmoneuse
se déclare ; la plaie doit être débridée et les fragments supérieurs du tibia et du péroné réséqués. L'état général reste
bon et la suppuration est de bonne nature. Mais vingt jours
après l'accident une *abondante hémorrhagie* survient qui
ne peut être arrêtée que par la compression de la fémorale.
Le lendemain on est contraint de faire la ligature de cette
artère à l'anneau du troisième adducteur. Bientôt survient
un œdème passif dans les deux jambes ; le malade est
amaigri, son appétit a diminué. La plaie de la cuisse suppure abondamment ; celle de la jambe va bien, et offre un
commencement de cicatrisation.

L'état général semblait s'améliorer, lorsque le 23 novembre, trois semaines après la ligature de la fémorale, une
hémorrhagie foudroyante de cette artère enlève en quelques
minutes le blessé qu'on trouva mort dans son lit.

Le foie était *hypertrophié* et *gras*, il n'y avait pas d'autres lésions viscérales. Le caillot de l'artère fémorale était
mou et détaché sur quelques points ; un travail ulcératif
avait déterminé une perforation spontanée du vaisseau un
peu au-dessus de la ligature.

Ainsi, hémorrhagie secondaire considérable et ulcération

de l'artère fémorale chez un blessé qui a une stéatose avancée du foie, voilà ce que nous montre cette intéressante observation. Nous en rapprocherons l'observation XI de notre travail, dans laquelle on voit la veine iliaque externe être également le siège d'un processus ulcératif chez une malade qui, à la suite d'une abondante suppuration, avait le foie complètement stéatosé.

On voit, par ces exemples multiples, que les hémorrhagies sont, chez les blessés, une complication assez fréquente de la stéatose du foie, comme des autres lésions organiques de ce viscère. De plus, celles-ci peuvent avoir une valeur considérable au point de vue du diagnostic, en appelant l'attention du chirurgien vers l'état du foie dans les cas d'affection latente.

Peut-on attribuer à la stéatose une influence véritable sur le développement de complications générales telles que l'érysipèle, la septicémie, l'infection purulente ? A propos de cette dernière, M. Longuet cite deux cas de luxation simple de l'épaule suivie d'infection purulente chez des hépatiques (obs. XXIII et XXIV) ; dans le second cas, l'autopsie a révélé une stéatose du foie. Toutefois, les faits ne sont pas assez nombreux pour que cette influence puisse être nettement démontrée. Mais il est légitime de penser que la stéatose, par l'état dyscrasique qu'elle amène, agit comme cause prédisposante. Son influence sur l'apparition de ces complications redoutables découle à la fois de l'état mauvais de la plaie et des conditions fâcheuses antérieures du blessé. Ainsi donc, tout ici concourt à augmenter la tendance aux absorptions septiques.

CHAPITRE III.

INFLUENCE DU TRAUMATISME SUR LA STÉATOSE ANTÉRIEURE DU FOIE.

Le traumatisme, accidentel ou chirurgical, apporte dans l'économie tout entière des modifications, légères ou profondes, durables ou passagères, suivant sa gravité, suivant surtout qu'il s'accompagne ou non de complications. Ce retentissement de la blessure sur l'économie sera plus marqué encore si le blessé est atteint d'une tare organique quelconque. La lésion viscérale préexistante en recevra le contre-coup ; presque toujours alors elle sera influencée d'une façon fâcheuse par le traumatisme.

Cette vérité, si bien mise en lumière par M. Verneuil, est ici de toute évidence.

Nous verrons, en effet, sous l'influence du traumatisme, la lésion viscérale prendre une allure rapide et le blessé succomber en peu de jours au milieu d'accidents imputables à l'anéantissement des fonctions du foie. Et le microscope nous montrera qu'au processus lent, chronique, s'est ajouté un processus aigu ; à l'infiltration graisseuse s'est jointe la dégénérescence : la destruction du parenchyme est totale.

Parfois même, alors que la stéatose existe depuis longtemps, c'est le traumatisme qui vient en révéler l'existence en développant tout à coup les accidents formidables de l'insuffisance hépatique aiguë. Elle était jusque-là latente et l'individu semblait être en bonne santé.

Ainsi donc, *le traumatisme qui toujours aggrave la lésion hépatique antérieure peut, dans certains cas, lui imprimer une marche aiguë. La mort est le résultat de l'insuffisance hépatique; elle survient au milieu d'accidents analogues à ceux de l'ictère grave.*

Voici deux exemples frappants qui viennent à l'appui de notre assertion.

OBSERVATION XVII (personnelle).

Fracture du col fémoral prise pour une luxation. — Tentatives de réduction. — Delirium tremens. — Mort. — Infiltration et dégénérescence graisseuses du foie.

D...., Antoine, âgé de 42 ans, couvreur, entre le 18 octobre 1881, dans le service de M. Verneuil, salle Michon n° 52.

C'est un homme fortement constitué, gros et gras ; il habite la campagne. Il prétend avoir une très bonne santé.

Cinq jours avant son entrée, il a fait une chute ; un médecin, ancien interne des hôpitaux, diagnostiqua une luxation de la hanche et fit, sous le chloroforme, trois tentatives de réduction sans succès ; il avait été impossible d'endormir complètement le malade.

Etat actuel. — Le membre inférieur droit présente un raccourcissement considérable ; la jambe est dans la rotation en dehors ; la hanche est énormément tuméfiée ; il est difficile de sentir les points de repère osseux. Cependant on trouve le grand trochanter remonté d'une façon notable ; nulle part on ne peut sentir la tête fémorale ; (c'est un cas de diagnostic très difficile). La flexion de la cuisse sur le bassin est impossible ; on ne peut. en tirant sur le membre, faire diminuer le raccourcissement, ni le porter dans l'adduction et la rotation en dedans. Dans les mouvements imprimés on ne sent pas de crépitation. M. Verneuil, après quelques hésitations, s'arrête au diagnostic de luxation de la hanche en avant.

Deux jours après, le malade étant endormi, non sans peine car son agitation fut extrême et il fallut lui donner une dose considérable de chloroforme, M. Verneuil essaya à deux reprises la réduction, mais en vain. Le blessé fut reporté à son lit.

Bientôt éclatèrent les accidents les plus graves ; le malade fut pris d'agitation, de délire ; on dut l'attacher dans son lit. En même temps se montrait une coloration ictérique des conjonctives puis de tous les téguments sans trace de pigment biliaire dans les urines (ictère hémaphéique) ; la langue était sèche ; le délire continua malgré l'administration de l'opium et soixante heures après les tentatives de réduction, le malade succombait dans le coma.

Autopsie. — Il s'agissait d'une fracture comminutive portant à la fois sur le col du fémur et sur le grand trochanter qui était divisé en plusieurs fragments : ceux-ci étaient séparés par des débris de muscles et par des caillots, ce qui pouvait expliquer l'absence de crépitation. Un énorme épanchement sanguin occupait le foyer de la fracture.

Mon collègue et ami M. Malécot a présenté la pièce à la Société anatomique (novembre 1881). La partie clinique de cette observation a été rédigée d'après les notes que nous devons à l'obligeance de notre collègue.

Le *foie* était *énorme* et pesait 2.500 grammes, il était jaunâtre et manifestement *gras*. La coupe n'était pas sèche et exsangue comme cela se voit dans les cas d'infiltration graisseuse extrême. Le foie avait plutôt l'aspect muscade : chaque îlot hépatique représentait un point central rouge entouré d'une zone d'un jaune pâle. La vésicule biliaire renfermait un liquide abondant, bien coloré, contenant des grumeaux qui semblaient être formés de mucus.

La rate était saine.

Les reins, très volumineux, pesaient chacun 250 grammes ; la substance corticale épaissie était pâle et légèrement jaunâtre.

Les poumons, très adhérents, renfermaient aux deux sommets quelques tubercules anciens, la plupart crétacés.

Cœur surchagé de graisse ; pas de lésions des orifices.

Pas d'adhérence de l'aorte ni des grosses artères.

Le cerveau est pâle, anémié ; aucune lésion appréciable.

Rien à noter du côté du tube digestif, si ce n'est une énorme dilatation de l'estomac.

Examen histologique du foie. — A un faible grossissement, il est facile de voir qu'on est en présence d'un foie d'alcoolique ; les coupes nous montrent, en effet, des lésions de sclérose diffuse à la fois intra et extra-lobulaire; une sclérose avec dilatation des veines intra-lobulaires et une *infiltration graisseuse considérable* des cellules de la périphérie des lobules. Mais, de plus, il y a une *dégénérescence granulo-graisseuse*, une véritable destruction des cellules de presque toute l'étendue des lobules, semblable à celle qu'on observe dans l'ictère grave.

Etudions en détails ces diverses lésions.

L'hyperplasie conjonctive est généralisée ; elle est assez marquée dans les espaces portes, mais nulle part les lobules ne sont entourés complètement par le tissu néoplasique. La veine centrale est surtout altérée : elle est déformée, dilatée, et entourée presque partout d'une zone de tissu conjonctif que le carmin fait bien ressortir. Dans la plupart des lobules, de minces traînées de tissu conjonctif fibrillaire se glissent entre les cellules hépatiques; ces tractus conjonctifs prédominent au centre du lobule et vont en s'amincissant vers la phéripérie où ils disparaissent avant d'avoir rejoint le tissu conjonctif des espaces portes. Presque partout ils ont leur point de départ dans la paroi même de la veine centrale dont ils se détachent en divergeant comme les rayons d'une roue. Dans quelques lobules enfin, où les cellules sont cependant presque entièrement détruites, on ne voit pas trace de tissu conjonctif.

Sur quelques points, le tissu conjonctif des espaces portes échancre les lobules voisins en englobant une traînée plus ou moins épaisse de cellules glandulaires; mais il est remarquable de voir que ces cellules ainsi comprises au milieu du tissu conjonctif sont pour la plupart moins dégénérées, moins atrophiées que les cellules du centre des lobules.

Tous les éléments des espaces portes sont entourés d'une façon égale par le tissu conjonctif épaissi. Il y a relativement peu de noyaux embryonnaires. Les artères sont épaissies, déformées ; leur lumière est presque oblitérée. Les canalicules biliaires ne sont ni dilatés, ni augmentés en nombre.

Avec un plus fort grossissement on peut se rendre bien compte de l'état des cellules hépatiques. Dans le tiers externe du lobule elles sont globuleuses, distendues par une ou plusieurs gouttelettes graisseuses; dans la plupart, le protoplasma a disparu ; le noyau, bien coloré, est aplati contre la paroi cellulaire. Dans les deux tiers internes du lobule au contraire, les cellules sont petites, atrophiées, granuleuses, le noyau a disparu ; quelques cellules sont même complètement détruites et remplacées par un détritus granuleux. Sur des coupes traitées par l'acide osmique on voit que toutes renferment de fines granulations graisseuses. Ainsi donc les deux modes d'altération graisseuse du foie, infiltration et dégénérescence, sont réunis et offrent leurs caractères respectifs très tranchés.

Si, maintenant, nous essayons d'interpréter ces lésions, il est évident que nous sommes en présence de deux processus bien définis : un chronique, un aigu. Ce foie est évidemment un gros foie d'alcoolique, en même temps scléreux et gras. C'est l'opinion de M. Sabourin, qui a bien voulu examiner quelques-unes de nos préparations.

Au processus chronique appartiennent la sclérose et l'infiltration graisseuse. Mais la dégénérescence a dû se produire d'une façon très rapide ; elle ne saurait être attribuée à la sclérose, car elle est trop diffuse et trop généralisée, et cette sclérose elle-même, déjà ancienne, n'existe pas également marquée dans tous les lobules.

Il s'agit donc d'une *atrophie aiguë* analogue à celle de l'*ictère grave.*

Sous quelle influence s'est-elle produite ? Il est bien probable que le traumatisme est venu créer des conditions spéciales qui ont entraîné la destruction rapide du parenchyme hépatique.

La lésion du foie eût mis peut-être plusieurs mois à tuer ce malade ; elle l'a enlevé en quelques jours. Car l'insuffisance hépatique aiguë, résultat d'une altération aussi étendue et aussi diffuse, a dû avoir une grande influence sur la terminaison fatale.

Des faits analogues sont parfois observés dans la clinique médicale : chez les malades qui ont une stéatose du foie, une cause occasionnelle quelconque peut faire éclater tout à coup les accidents les plus graves. Chez les alcooliques, par exemple, une maladie intercurrente ou même un excès alcoolique récent peuvent tout d'un coup amener des accidents d'ictère grave ; les lésions destructives de l'atrophie aiguë s'ajoutent à l'altération antérieure qui est bien certainement une cause prédisposante. Il y a plus d'un exemple de cette sorte dans la science. Il n'est pas rare de voir la destruction du parenchyme [hépatique entraîner la mort sans qu'il y ait ictère.

OBSERVATION XVIII (personnelle).

Léger traumatisme à la fin de la grossesse ; sacro-coxalgie ; suppuration prolongée. — Signes de stéatose hépatique. — Intervention chirurgicale. Ictère et érysipèle. — Mort. — Dégénérescence graisseuse complète du foie.

Quinquin (Augustine), âgée de 26 ans, entre le 3 mai 1881 dans le service de M. Verneuil, salle Lisfranc, n° 26.

Il n'y a rien à noter dans ses antécédents ; elle exerce la profession de couturière, est mariée et dans une position assez aisée. Sa santé habituelle était bonne. Elle a eu, cinq ans auparavant, un enfant qui se porte bien.

Il y a deux ans elle fit une chûte, de sa hauteur, sur le siège. Elle était alors enceinte de neuf mois. Depuis ce moment elle se plaignit constamment d'un point douloureux « dans le bas des reins. »

Dans les derniers mois de sa grossesse elle eut de l'enflure des jambes et même un peu de bouffissure de la face.

Les couches furent bonnes ; elle se releva au bout d'une quinzaine de jours ayant toujours une douleur fixe au niveau du sacrum, et bientôt le médecin qui lui donnait des soins put constater la présence d'un abcès volumineux. Il fit une ponction de la tumeur avec aspiration et retira une certaine quantité de pus. La poche se remplit de nouveau ; il fallut l'ouvrir et y passer un drain au moyen duquel on fit des injections détersives.

La malade qui avait quitté le lit dut alors le reprendre, et depuis deux ans la suppuration ne s'est pas tarie. A plusieurs reprises, de petits débris osseux sortirent par les trajets fistuleux qui s'étaient établis.

En même temps, la malade perdait ses forces ; les nuits étaient sans sommeil, bien que la douleur spontanée fût peu intense ; l'appétit, très bon autrefois, diminuait ; les digestions devenaient pénibles ; pendant cinq mois elle eut même des vomissements et une anorexie complète. La suppuration devenant plus abondante, et prenant une odeur fétide, la malade se décida enfin à entrer à l'hôpital.

Etat actuel. — Elle a l'aspect cachectique. Elle est pâle, mais d'une pâleur toute spéciale, comme *cireuse*; la peau est fine et satinée ; les pommettes qui sont rouges tranchent fortement sur cette teinte mate.

La peau du corps, très blanche, est sèche, un peu rude au toucher. Les jambes sont légèrement *œdématiées*.

Il y a peu de fièvre ; le pouls est très petit et dépressible.

Couchée sur le côté droit, les jambes repliées, la malade ne se remue qu'avec la plus grande peine et les mouvements sont très douloureux.

En examinant la région lombaire, on constate un empâtement manifeste, douloureux, s'étendant à gauche jusque dans la région du grand trochanter où la pression détermine une très vive douleur. La pression au niveau de l'articulation sacro-iliaque gauche est aussi très douloureuse. Plusieurs trajets fistuleux laissent écouler un pus très fétide; un stylet permet de sentir une surface osseuse dénudée, ramollie.

Lorsqu'on allonge la cuisse gauche, on détermine une assez vive souffrance et cependant l'articulation coxo-fémorale correspondante semble saine : la pression dans le pli de l'aine n'est pas pénible et le refoulement de la tête contre le fond de la cavité cotyloïde ne provoque pas non plus de douleur.

L'examen des organes thoraciques ne fournit que des renseignements négatifs : les bruits du cœur sont normaux; les poumons semblent être absolument sains. Du reste, la malade ne tousse pas; elle n'a jamais craché de sang.

L'examen de l'abdomen permet, au contraire, de sentir une augmentation très notable du volume du foie dont le bord antérieur descend à trois travers de doigt au-dessous des fausses côtes sur la ligne mammaire ; dans la région épigastrique il descend aussi beaucoup plus bas qu'à l'état normal. Ce bord antérieur semble épaissi. De plus, l'organe est nettement douloureux à la pression. Il n'y a pas d'ictère. Le ventre est un peu ballonné; pas d'ascite. La rate semble légèrement hypertrophiée ; percutée à plusieurs reprises, elle donne une zone de matité très appréciable sur une étendue égale à la paume de la main.

La malade n'accuse pas de diarrhée ; elle est habituellement constipée. Les selles sont un peu décolorées. Les fonctions digestives sont languissantes, il y a un dégoût prononcé pour la viande, pour les aliments gras surtout, dont la digestion est très laborieuse. Du reste, celle-ci est depuis quelque temps lente ; malgré la petite quantité d'aliments ingérés, la malade éprouve, après chaque repas, une sensation pénible de pesanteur au creux épigastrique. Les vomissements n'ont pas reparu.

Les urines, examinées à plusieurs reprises, n'ont jamais présenté d'albumine ; il n'y a pas non plus de sucre.

L'état moral n'est pas fâcheux, la malade a conservé une certaine gaité.

En présence de la gravité de l'état général, M. Verneuil diffère toute intervention. Cependant, au bout de quelque temps de séjour à l'hôpital, la malade allant un peu mieux, l'œdème des jambes ayant presque disparu et la fièvre étant à peu près nulle, une opération est décidée pour diminuer, s'il était possible, la suppuration qui continuait à être très abondante et très fétide.

Le 21 mai. La malade endormie, M. Verneuil débride largement au thermo-cautère les trajets fistuleux, rugine sur une certaine étendue le sacrum au voisinage de l'articulation sacro-iliaque gauche, enlève trois ou quatre petits séquestres et passe deux drains, l'un du côté de l'articulation sacro-iliaque, l'autre du côté de l'ischion.

Les jours suivants on fait par les tubes des lavages à l'eau phéniquée ; les plaies sont pansées avec de la gaze imbibée d'eau phéniquée. Il n'y a presque pas de fièvre : 37° le matin, 38° le soir. Cette température s'est maintenue uniforme depuis l'entrée de la malade ; mais celle-ci est dans une *somnolence* presque continuelle.

Le 23. Deux jours après l'opération, apparaît une légère teinte subictérique des conjonctives et le lendemain on trouve dans l'urine des traces de pigment biliaire.

Le 25. La teinte ictérique des conjonctives est franchement accusée ; la même coloration se montre sur les muqueuses et sur la peau. La température s'abaisse à 36,2.

Cet *ictére* se développa lentement, progressivement. En même temps le foie était très sensible à la pression, le ventre se ballonnait. Il y avait maintenant de la diarrhée ; trois à quatre selles par jour, grisâtres, mal liées. Pas de vomissements. Inappétence absolue ; langue rouge, effilée, vernissée. Le pouls était mou, fréquent (130-140) ; pas de souffle au cœur.

L'*œdème* des jambes augmenta et gagna les cuisses ; le bras du côté sur lequel se couchait la malade était même légèrement infiltré ; en même temps on pouvait constater un peu *d'ascite*. Toujours pas d'albumine dans les urines qui étaient alors franchement ictériques et peu abondantes (de 600 à 800 grammes).

La plaie n'était pas douloureuse ; la suppuration était minime. Sur la ligne médiane au niveau du sacrum s'était produite une eschare superficielle.

Le 29 mai. La malade eut un frisson et le lendemain on vit partir de la plaie un érysipèle d'une teinte livide, sans bourrelet appréciable, dont la marche envahissante se traduisait seulement par un liséré d'un rouge vineux ; il s'étendit avec rapidité jusqu'à la jambe et disparut subitement. La température était à 37° ; le lendemain elle descendait à 36,4.

Le 31. On notait autour du nez un liséré offrant une coloration semblable, sans tuméfaction ni douleur appréciable, sans engorgement ganglionnaire ; le lendemain cet érythème s'était effacé. Cependant l'ictère devenait de plus en plus accusé et l'état général empirait ; la malade était continuellement somnolente ; elle ne se plaignait que du ventre ; les gaz la gênaient, l'étouffaient. L'état local n'était pas meilleur : la plaie était blafarde, sèche ; l'eschare grandissait. L'érysipèle était éteint.

Le 1ᵉʳ juin, dans l'après-midi, la malade se plaignit d'une certaine gêne dans la déglutition et, le lendemain matin, on constatait au cou une tuméfaction considérable occupant toute la région sus-hyoïdienne et ayant très probablement son point de départ dans les ganglions. La pression était très-douloureuse. La gorge, examinée à deux reprises, ne présentait rien d'anormal; pas de rougeur, pas de gonflement des amygdales.

Dans la journée la malade fut prise d'une agitation extrême; elle étouffait, le gonflement du cou avait augmenté; la peau tendue avait une teinte livide; on eût dit cet engorgement des ganglions qui accompagne la forme maligne de la diphthérie. Une injection de morphine amena un soulagement immédiat; la malade s'assoupit. A cinq heures elle était dans le même état; la température était à 37°; le pouls était insensible, la respiration régulière. A huit heures du soir le même jour elle succombait.

Autopsie, trente-six heures après la mort.—La région sus-hyoïdienne est moins tuméfiée que pendant la vie; on ne sent pas de ganglions engorgés, mais un empâtement diffus; on ne peut pas pratiquer d'incision au cou.

La cavité abdominale renferme un peu d'ascite.

Le *foie* est volumineux; il pèse 1,800 grammes; il est flasque, très mou, se réduit en bouillie entre les doigts. Il est d'un jaune éclatant rappelant très exactement la couleur du curaçao. Les lobules se distinguent avec la plus grande netteté et derrière la coloration ictérique on peut constater un *état graisseux* très avancé. A la coupe, sur quelques points, on voit des veines dilatées contenant un caillot noirâtre; sur d'autres quelques plaques rouges ressemblant à des ecchymoses. La capsule de Glisson est saine et transparente. La vésicule biliaire contient une petite quantité de bile d'un jaune foncé; il n'y a pas de calculs; les voies biliaires sont parfaitement libres.

Rien à noter du côté de l'intestin; intégrité absolue de la muqueuse.

Rate un peu hypertrophiée, molle et très friable.

Les reins semblent peu altérés; ils se laissent facilement décortiqner. La substance corticale est pâle; ils semblent un peu plus volumineux qu'à l'état normal.

Poumons absolument sains; pas d'adhérences; pas de congestion. Aux deux sommets on trouve pourtant quelques lésions d'une interprétation difficile : à gauche deux noyaux durs, situés sous la plèvre qui est saine à ce niveau et n'a pas contracté d'adhérence ; ils ont une forme pyramidale à base périphérique ; à la coupe, ils offrent une coloration grisâtre, avec ça et là des points jaunâtres, puriformes. Dans le sommet droit, un seul noyau semblable, plus petit. S'agit-il d'amas caséeux ou d'infarctus ?

Cœur mou, surchargé de graisse ; quelques plaques athéromateuses à l'origine de l'aorte.

Du côté du foyer malade on trouve des lésions osseuses beaucoup plus étendues que l'on ne pensait. Leur point de départ était dans l'articulation sacro-iliaque gauche. Les surfaces articulaires sont en partie détruites ; le sacrum et l'os iliaque sont malades au loin et un vaste décollement se prolonge jusque dans la région trochantérienne. Comme les autopsies de sacro-coxalgie ne sont pas communes, nous donnons ici le détail des lésions.

L'articulation sacro-iliaque est largement ouverte en arrière ; le doigt y plonge facilement et sent, entre des surfaces inégales, ramollies, friables, plusieurs séquestres libres. En avant il existe encore un peu de cartilage. Du côté du bassin on ne trouve aucune lésion ; pas de décollement. Mais dans la fosse iliaque externe, une fusée purulente, passant sous les muscles fessiers, a envahi la bourse séreuse du grand trochanter ; cette saillie osseuse baigne dans le pus. L'articulation coxo-fémorale est saine ; elle ne contient pas d'épanchement. Mais le tissu osseux du col et du grand trochanter est considérablement ramolli ; le scalpel l'entame avec facilité.

L'os iliaque au voisinage de la surface articulaire avec le sacrum, l'épine iliaque et le sacrum assez loin de la surface articulaire offrent la même altération.

Il s'agit d'une véritable tumeur blanche qui a dû succéder à une arthrite développée par le traumatisme à la fin de la grossesse.

Voici donc une jeune femme chez laquelle une affection osseuse, malgré un traitement actif et rationnel, ne guérit pas. La suppuration dure depuis deux ans. Cette malade nous offre des symptômes multiples d'une stéatose avancée du foie : hypertrophie de l'organe, troubles digestifs, anorexie, œdème des membres inférieurs, coloration cireuse des téguments. Cette stéatose est la conséquence évidente de l'abondance et de la persistance de la suppuration osseuse. M. Verneuil pense que cet état gras du foie a pu avoir son origine dans la grossesse. En effet, au moment où la suppuration a commencé, le foie, stéatosé physiologiquement, n'était pas revenu à son état normal ; il n'y aurait donc rien d'étonnant qu'à la stéatose physiologique se fût surajoutée la stéatose pathologique.

Quoi qu'il en soit, la lésion hépatique a évolué d'abord lentement, progressivement ; à ce moment, un traumatisme chirurgical (que légitimait pleinement l'abondance de la suppuration et l'impossibilité de bien désinfecter le foyer) est intervenu, et ce traumatisme a suffi pour hâter la destruction du parenchyme hépatique : deux jours après l'opération apparaissait un ictère et la malade succombait en dix jours avec les symptômes de *l'ictère grave ;* seules, les hémorrhagies avaient fait défaut.

L'examen histologique du foie nous montra une *lésion atrophique aiguë* des cellules, bien en rapport avec les signes observés. Nous le devons à l'extrême obligeance de notre ami M. Bruchet. Voici la note qu'il nous a remise :

« Le foie présente une *dégénérescence graisseuse* telle que sur une vue d'ensemble des coupes on ne distingue que des amas de vésicules adipeuses dont quelques-unes sont énormes, mal délimitées par les espaces portes. Sur quelques points assez rares cependant on voit de petits îlots non réfringents bien colorés sur les coupes traitées par l'éosine hématoxylique et dont on ne distingue pas bien la structure à un faible grossissement.

Les espaces portes paraissent élargis ; le tissu conjonctif y est épaissi ; les vaisseaux qu'ils renferment sont gorgés de globules rouges, dont quelques-uns extravasés. Vers les extrémités de ces espaces, on voit de petits amas de cellules embryonnaires dues sans doute à une prolifération récente.

Mais ce qui constitue l'altération la plus importante, ce n'est pas seulement l'infiltration graisseuse, mais une véritable dégénérescence de toutes les cellules sécrétoires ; en effet, dans les cellules infiltrées par la graisse, on ne voit plus la petite couche de protoplasma et le noyau conservés comme dans les cas habituels, mais bien un petit amas granuleux, refoulé par un gros bloc de graisse.

De plus, les îlots que nous avons signalés çà et là dans les lobules sont constitués par une substance homogène dans laquelle on distingue de petits blocs granuleux, irréguliers, sans trace de noyau : ce sont des cellules en *véritable dégénérescence granulo-graisseuse*.

On voit même certaines cellules dans lesquelles l'infiltration et la dégénérescence sont associées : la cellule a été remplacée par une sphère réfringente, refoulant le protoplasma encore reconnaissable, mais granuleux et privé de noyaux. Dans ces mêmes îlots, existent, sur quelques points, des amas de globules rouges extravasés. »

Les *reins* sont le siège d'une sclérose diffuse légère ; les épithéliums sont desquamés sur beaucoup de points ; mais cette altération est toute cadavérique ; les épithéliums ne sont pas graisseux. Nulle part de cylindres hyalins.

Il convient de rapprocher de ces deux faits notre observation III. Ici encore existait une stéatose antérieure qui était le résultat d'hémorrhagies repétées (la femme avait un polype utérin), et s'était révélée par des signes très nets. Des accidents septicémiques et une intervention chirurgicale obligée viennent précipiter l'évolution de la lésion ; la malade meurt avec les accidents qui révèlent l'insuffisance hépatique et le microscope montre les lésions de l'infiltration et de la dégénérescence graisseuse avec leurs caractères respectifs les plus tranchés.

Nous appelons toute l'attention sur ces trois cas remarquables où l'enchaînement des faits est si net et l'interprétation si facile : stéatose hépatique antérieure ; traumatisme accidentel ou intervention chirurgicale ; dégénérescence graisseuse aiguë du foie, et mort au milieu de symptômes analogues à ceux de l'ictère grave.

Nous sommes donc autorisé, croyons-nous, à tirer de ces faits la conclusion suivante : *Sous l'influence des conditions spéciales créées par le traumatisme, la stéatose hépatique antérieure peut, dans certains cas, prendre une allure rapide et aboutir à la destruction du parenchyme hépatique.*

Il est d'autres cas où l'allure de l'affection viscérale est lente et insidieuse. Parfois même la lésion traumatique guérit, ou bien le foyer purulent, source de la fièvre hectique qui minait le blessé, se tarit. Pourtant, après un temps variable, la mort arrive. C'est que la lésion viscérale a subsisté et le malade ne meurt plus de l'affection première, mais de l'altération viscérale que celle-ci a créée. M. Verneuil a souvent appelé l'attention de ses élèves sur ce point important et insisté sur le peu de valeur des statistiques. Il faut suivre longtemps ses opérés pour savoir ce qu'ils deviennent et pour être sûr que la guérison n'a pas été seulement locale et temporaire.

On voit même des opérés de carcinomes mourir longtemps après l'ablation de leur tumeur, alors qu'il n'y a ni récidive, ni généralisation viscérale ; mais dans ces cas on trouve des altérations graisseuses profondes des principaux viscères, du rein et du foie en particulier. Nous rapportons à l'appui une observation que nous avons recueillie dans le service de M. Le Dentu, alors que nous avions l'honneur d'être son interne.

OBSERVATION XIX (personnelle).

Carcinome du sein ; ablation. — Abcès de fièvre intermittents. — Mort
sans récidive ni généralisation viscérale. — A l'autopsie : stéatose
avancée des viscères.

Fontenu, 44 ans, blanchisseuse, entre le 24 février 1880 à l'hôpital Saint-Louis, dans le service de M. Le Dentu, salle Sainte-
Marthe.

Sa mère avait une tumeur du sein, que Velpeau ne voulut pas
opérer ; elle mourut d'un érysipèle, alors qu'elle était déjà cachectique. Elle-même a eu, dans sa jeunesse, des manifestations scro-
fuleuses : glandes au cou, gourme, maux d'yeux.

Pas de syphilis. Pas de signes d'alcoolisme. Menstruation régulière. Elle a eu deux enfants et quatre fausses couches.

La tumeur du sein gauche, pour laquelle elle vient à l'hôpital,
remonte à deux ans. Elle a le volume d'un œuf de poule ; elle est
dure, bosselée, très adhérente à la glande mammaire et à la peau,
mobile sur les parties profondes. Dans l'aisselle, un paquet ganglionnaire assez volumineux.

L'ablation de la tumeur et des ganglions est pratiquée. Pansement de Lister.

L'examen microscopique de la tumeur montra qu'il s'agissait
bien d'un carcinome.

Quelques jours après l'opération, apparition d'un érysipèle qui
dura deux semaines. A la suite surviennent des troubles intesti-
naux : diarrhée avec coliques ; la diarrhée fut arrêtée facilement.

A la fin de mars, la plaie était cicatrisée, et la malade quittait
l'hôpital guérie.

Dans les derniers jours du mois d'avril, elle revint consulter
pour des douleurs au niveau de la cicatrice. Celle-ci était assez
dure, un peu saillante ; on prescrivit des calmants.

Au mois d'août, la malade souffrant toujours, rentre dans le service ; on constate une induration de la grosseur d'un petit œuf,
lisse, sensible au toucher, occupant le milieu de la ligne cicatri-
cielle.

La malade se plaint de souffrir dans le bras, du côté correspondant. M. Le Dentu ne pense pas qu'il s'agisse d'une récidive.

L'induration, en effet, alla en diminuant et finit par disparaître. Mais la malade fut prise d'accès fébriles intermittents, survenant presque tous les jours dans l'après-midi; on crut à du paludisme; le sulfate de quinine, donné pendant longtemps et à des doses élevées, n'eut aucun résultat. La malade maigrit et perdit rapidement ses forces; son teint devint jaunâtre, la diarrhée reparut. Le ventre était douloureux, surtout au niveau de l'hypochondre droit, il était ballonné. On pensa naturellement à une généralisation viscérale.

La cachexie fit de rapides progrès et la malade succomba dans le courant du mois de novembre.

Autopsie. — Stéatose très marquée du foie et des reins. De plus on trouva disséminés dans le foie et la rate des noyaux pâles, d'un blanc jaunâtre, ayant pour la plupart la grosseur d'une noisette.

L'examen histologique fut fait au Collège de France et montra qu'il s'agissait seulement d'amas graisseux.

Nulle part on ne put trouver trace de cancer.

Les autres viscères étaient sains. Rien à noter du côté de la cicatrice.

La mort dans ce cas est due de la façon la plus évidente à l'altération graisseuse des principaux viscères, en particulier du rein et du foie. La malade a guéri de son opération; il n'y a pas eu de récidive ni de généralisation du néoplasme et pourtant elle a offert tous les signes d'une cachexie progressive. Il est probable que lors de l'opération ses viscères étaient déjà stéatosés; l'érysipèle, puis les accès fébriles quotidiens qu'elle a présentés pendant plusieurs mois ont dû augmenter grandement cette altération viscérale. Ces cas ne sont pas communs ou l'attention n'a peut-être pas été suffisamment attirée sur ces dégénérations viscérales secondaires comme cause de mort chez les diathésiques.

En résumé, la stéatose hépatique est une redoutable

complication des lésions traumatiques, et dans un certain nombre de cas la mort doit légitimement lui être imputée. Or, celle ci peut, ainsi que nous l'avons vu, résulter : soit dans quelques cas de l'aggravation de la lésion viscérale préexistante ; soit, et cela beaucoup plus fréquemment, des redoutables complications créées du côté de la blessure.

Est-ce à dire que le pronostic soit toujours aussi sombre et que le traumatisme, chez un sujet atteint de stéatose du foie, ait toujours d'aussi graves conséquences ? Non certes, et à côté de cette longue série de cas néfastes nous pouvons citer quelques faits où les blessés ont guéri malgré l'existence d'une stéatose hépatique assez avancée pour s'être accusée par des symptômes très nets. Voici deux observations qui ne laissent pas de doute à cet égard.

OBSERVATION XX (personnelle).

Abcès de la fosse iliaque consécutif à une lymphangite du membre inférieur. — Symptômes de stéatose hépatique. Anasarque sans albuminurie. — Guérison

Elisa B..., âgée de 41 ans, cuisinière, entre le 13 octobre 1881 dans le service de M. Verneuil, salle Lisfranc, n° 10.

C'est une femme très nerveuse, ayant eu à plusieurs reprises des attaques d'hystérie qui ont disparu depuis cinq ans. Bonne santé habituelle bien qu'elle soit toujours pâle et anémique.

A l'âge de 12 ans elle eut à la face une éruption accompagnée de démangeaisons ; vers la même époque, des douleurs névralgiques au niveau de la nuque, s'irradiant vers l'épaule et le bras gauche.

Elle s'est mariée à 17 ans. Toujours bien réglée. Pas de grossesse.

Pas d'antécédents alcooliques avoués, jamais de pituites, pas de tremblement, aucun trouble de la sensibilité. Cependant le som-

meil est habituellement troublé par des cauchemars ; l'appétit est
capricieux.

Trois mois auparavant, elle a vu se développer une lymphangite
partie d'une écorchure au niveau du pied droit ; cette lymphangite
s'accompagna d'engorgement douloureux des ganglions du pli de
l'aine. Elle continua son travail pendant quelques jours. Un des
ganglions suppura, et vers les premiers jours de septembre elle
s'aperçut d'une tuméfaction douloureuse au-dessus de l'aine ; pendant un mois elle resta chez elle, au lit, se soignant elle-même
avec des cataplasmes.

Deux jours après l'entrée de la malade, M. Verneuil fit une incision ; il s'écoula environ un litre et demi de pus. Une sonde en
caoutchouc fut laissée dans le foyer ; chaque jour on pratiqua des
injections phéniquées matin et soir. La suppuration, abondante
pendant un mois, diminua beaucoup vers le milieu de novembre et
il ne restait plus dans les premiers jours de décembre qu'un trajet
fistuleux.

Les règles n'ont pas reparu depuis le début du mal.

Sous l'influence de cette suppuration prolongée l'état général
devint mauvais ; la malade s'affaiblit. L'anorexie était absolue ; il
y avait un dégoût prononcé pour la nourriture, surtout pour les
aliments gras. Elle présenta, non pas au début des accidents, mais
alors que le foyer était en train de diminuer, de l'*œdème* des membres inférieurs. Cet œdème gagna même les cuisses et la paroi abdominale ; il n'y eut pas d'ascite.

Les urines, examinées à plusieurs reprises, n'ont pas présenté
d'albumine.

La région de l'hypochondre droit était sensible ; l'épigastre également. Le *foie, volumineux*, débordait de trois travers de doigt les
fausses côtes ; la percussion au niveau de cet organe était douloureuse. La rate semblait légèrement hypertrophiée.

Les téguments étaient pâles ; la face surtout avait cette teinte cireuse commune dans le foie adipeux. La peau, lisse et douce,
n'était pas grasse. Les muqueuses étaient décolorées.

Pas d'ictère ; pas de diarrhée.

Les urines, chargées au début, devinrent plus tard claires et
abondantes. La quantité d'urée a oscillé entre 15 et 23 grammes
par jour.

Lorsque la suppuration fut tarie, une amélioration progressive se montra ; l'œdème diminua ; une eschare au sacrum, qui s'était formée dès les premiers jours, guérit ; l'appétit revint et les digestions furent normales. A ce moment survint une véritable polyurie ; la malade rendait 1,700 gr., 2,000 gr. d'urine en vingt-quatre heures, alors que l'urée restait au-dessous de la normale.

A la fin de décembre la malade put quitter l'hôpital ; le trajet fistuleux du pli de l'aine ne fournissait plus qu'une quantité de pus insignifiante.

Observation XXI (personnelle).

Ostéite du fémur chez un adolescent. — Incision et drainage. Suppuration prolongée. Septicémie lente. — Signes de stéatose du foie. — Guérison.

P... (Jean), 18 ans, cordonnier, couché au n° 11 de la salle Saint-Louis, service de M. Verneuil, est entré à l'hôpital le 23 avril 1881 pour un abcès de la cuisse droite. Ce jeune garçon n'habite Paris que depuis un an. Il est fortement constitué, mais il a des antécédents très nets de scrofule (écoulement purulent de l'oreille, coryza chronique, glandes au cou).

A l'âge de 12 ans, première poussée d'ostéite au niveau de l'extrémité inférieure du fémur avec arthrite du genou ; guérison sans abcès au bout de deux mois.

Dans les premiers jours d'août, sans traumatisme, l'affection osseuse s'est réveillée. Tout d'abord il n'a pas cessé son travail, il marchait en boitant ; mais à la douleur s'est ajoutée de la fièvre, puis une inappétence absolue, des saignements de nez ; il a dû entrer à l'hôpital.

Bientôt une collection purulente devint évidente ; on l'ouvrit. Mais le pus s'écoulait mal ; M. Verneuil endormit le malade et passa des drains dans le foyer. Il s'agissait bien là d'un abcès sous-périostique ; cependant sur aucun point on ne trouva le fémur dénudé.

L'état général était assez mauvais ; le jeune malade était pâle et blème, il avait de temps à autre de véritables flux diarrhéiques ;

chaque soir on notait une élévation assez considérable de la température ; souvent apparaissait un frisson de courte durée. Ces symptômes de septicémie durèrent un temps assez long, malgré les lavages à l'eau phéniquée. En même temps la langue était sale, l'anorexie absolue ; les digestions étaient devenues pénibles. Le foie était légèrement hypertrophié, sensible à la pression. Il y avait un peu d'œdème des jambes, moins accusé du côté sain.

Les urines, habituellement chargées d'urates bien qu'abondantes, offrirent à plusieurs reprises une couche sédimenteuse rose. Pendant toute la duré de l'affection il y eut une polyurie notable. L'urée variait de 20 à 25 grammes par jour ; la moyenne des urines était de 1,500 à 2,000 gr.

En présence de ces symptômes, M. Verneuil affirma que le malade était atteint d'une stéatose du foie développée sous l'influence de la septicémie. Néanmoins, il ne porta pas un pronostic fatal à cause du jeune âge du malade.

Sous l'influence de lavages phéniqués répétés, aidés d'un traitement général tonique la suppuration finit par diminuer. Alors l'œdème disparut, la fièvre cessa ; les fonctions digestives se rétablirent et dans le courant du mois de novembre, la guérison ne faisait plus de doute.

Il quitta l'hôpital dans les premiers jours du mois de janvier ; les trajets fistuleux étaient alors presque complètement oblitérés. L'état général était excellent.

Voici donc deux observations où, à la suite de la septicémie, les malades ont offert des signes multiples de la stéatose du foie : dans les deux cas, on est intervenu chirurgicalement, cependant il n'y a eu à la suite aucune complication, et les malades ont guéri..

Nous avons trouvé dans la *Revue des sciences médicales* (1) deux remarquables observations que Richard Barwels a publiées dans une leçon clinique sur la dégénérescence amyloïde et graisseuse du foie dans ses relations avec les opérations.

(1) Tome V, p. 676.

Dans la première, il s'agit d'une petite fille de 4 ans et demi, atteinte d'une coxalgie suppurée.

L'enfant était épuisée par l'abondance de la suppuration ; on tenta la résection de la tête fémorale, qui ne put être achevée à cause de la fragilité de l'os. Deux ans après, l'enfant était loin d'être guérie. Tout au contraire, l'état local et l'état général étaient très mauvais. Le *foie*, augmenté de volume, sans inégalités, dur, occupait une partie de la région ombilicale et de la région lombaire droite. Son bord inférieur arrivait jusqu'à un travers de doigt de la crête iliaque. Son extrémité gauche se perdait dans l'hypochondre gauche. La désarticulation de la hanche fut néanmoins pratiquée, et l'enfant guérit. Un examen récent a permis de constater que, depuis, le foie avait repris ses dimensions normales.

La seconde observation se rapproche beaucoup de la précédente ; une jeune fille de 14 ans, atteinte de coxalgie suppurée, avec fistules multiples et abcès intra-pelviens, présenta un foie très volumineux, dur, sans inégalités. Les urines sont riches en phosphates. La rate est normale. On pratique la résection de la tête fémorale ; la cavité cotyloïde est en même temps perforée pour donner issue à une abondante collection purulente. La guérison, entravée au début, fut néanmoins obtenue et, à la sortie de l'hôpital, le foie avait presque repris ses dimensions normales.

L'auteur conclut de ces faits favorables que, chez les individus atteints depuis longtemps de suppuration, l'augmentation du volume du foie, non seulement *n'empêche pas*, mais *commande* l'intervention opératoire lorsque, par un examen attentif, on a constaté que la rate, les reins, l'intestin, ne présentent pas les signes de la dégénérescence amyloïde.

CHAPITRE IV.

CONSIDÉRATIONS THÉRAPEUTIQUES.

Les notions que nous avons acquises au cours de cette étude n'ont pas seulement un intérêt scientifique ; elles trouvent leur application dans la pratique chirurgicale. Non seulement elles permettent au chirurgien de savoir pourquoi et comment meurent les blessés ; elles lui expliquent l'insuccès de son intervention ; mais encore elles peuvent souvent guider sa conduite en lui montrant, suivant les cas : ici des indications, là des contre-indications opératoires.

La stéatose du foie, même avancée, n'est certes pas une contre-indication à l'intervention chirurgicale ; plus souvent, au contraire, elle commande une décision prompte ; mais toujours alors le pronostic est sérieux et doit être réservé, même dans les cas où le sujet n'est pas cachectique. On ne doit toucher qu'avec prudence aux hépatiques comme d'ailleurs aux albuminuriques, aux cardiaques, aux glycosuriques. Le chirurgien, avant d'opérer, devra donc s'enquérir toujours avec soin de l'état des viscères, du foie en particulier ; il évitera ainsi bien des mécomptes.

Dans les cas où l'opération pourra être ajournée, il sera de la plus haute importance, par un régime approprié, par une médication tonique, de relever la constitution du malade, de rétablir ses fonctions digestives ; de traiter ainsi indirectement l'affection hépatique. On devra éviter l'administration de l'huile de foie de morue, surtout à doses énormes, comme on la donne parfois ; car on sait que ce médicament augmente beaucoup la surcharge graisseuse du foie.

Si, au contraire, l'intervention immédiate est indiquée, le chirurgien devra, ainsi que le recommande Paget, opérer dans ces cas avec plus de soin et de prudence qu'à l'ordinaire, et s'entourer de toutes les précautions de la méthode antiseptique. Dans quelques cas même, l'état du foie influera sur le choix de l'opération ; c'est ainsi qu'on devra préférer chez ces sujets les amputations aux résections. Celles-ci, longues à guérir, entraînent une suppuration prolongée, de nature à accroître la lésion viscérale antérieure, et le blessé peut succomber sans avoir pu fournir les frais de la réparation. Cette règle, que M. Verneuil a formulée pour les scrofuleux cachectiques, trouve ici son application.

Puisque l'on doit chercher à diminuer le plus possible la suppuration chez les sujets atteints de stéatose hépatique, il semblerait logique de recourir habituellement à la réunion immédiate après les amputations. Mais la lésion viscérale, nous l'avons vu, prédispose grandement aux complications ; de plus, l'adhésion primitive aurait peu de chances de réussite chez des individus dont les tissus sont en souffrance. M. Verneuil qui, tout récemment (1), a exposé les conditions qui contre-indiquent la réunion immédiate, la rejette chez les diathésiques et conseille de recourir à la réunion secondaire qui, à défaut d'une guérison rapide, offre du moins plus de sécurité et d'innocuité.

(1) Communication au Congrès médical de Londres (section de chirurgie), séance du 8 août 1881.

« D'après mon expérience, dit-il, si au lieu de réunir les plaies des sujets diathésiques, on les traite par les pansements ouverts, les résultats sont infiniment supérieurs, les accidents moins graves, la guérison plus assurée. »

Il sera donc preférable, chez les hépatiques, de s'abstenir de la réunion immédiate et d'employer soit le pansement de Lister, soit même le pansement antiseptique ouvert dont nous avons pu voir, dans des cas extrêmement graves, de si excellents résultats.

Enfin il sera de la plus haute importance d'intervenir *à temps*. Dans les suppurations osseuses, par exemple, il ne faudra pas attendre que la fièvre hectique ait amené une lésion hépatique irréparable. « Il est sage, dit Murchison (1), d'arrêter de bonne heure les suppurations abondantes, en particulier celles qui viennent d'un os malade et, s'il y a lieu, il faut avoir recours à l'intervention chirurgicale. On peut, en vérité, se demander si la chirurgie qu'on appelle conservatrice, en substituant dans certains cas une suppuration prolongée à une amputation, n'a pas sacrifié la vie du malade en s'efforçant de lui conserver un membre. »

Certes, pour saisir le moment opportun de l'intervention, il faut une grande expérience. On hésite devant le sacrifice d'un membre ; souvent le blessé, lui-même, refuse l'amputation, et c'est quand les lésions viscérales sont établies et que la cachexie est survenue, qu'il accepte l'opération.

Aussi combien peu survivent à ces amputations pratiquées presque *in extremis !*

(1) Loc. cit. page 35.

La septicémie est, nous l'avons vu, une cause puissante de l'altération graisseuse du foie ; aussi le chirurgien devra-t-il désinfecter avec le plus grand soin les plaies, surtout les plaies cavitaires. La méthode antiseptique a rendu ici un immense service à la chirurgie en réduisant au minimum la suppuration, et en préservant les plaies des contages si nombreux dans nos salles d'hôpital.

TABLE DES MATIÈRES.

Paris. — A. Parent, imp. de la Fac. de médec., rue M.-le-Prince, 31.
A. Davy, successeur.

www.ingramcontent.com/pod-product-compliance
Ingram Content Group UK Ltd.
Pitfield, Milton Keynes, MK11 3LW, UK
UKHW020840120726
13693UKWH00002B/749